U0293761

生活保健小妙招

SHENGHUO BAOJIAN XIAOMIAOZHAO

（第3版）

主　编　肖　阳　黄　峰

编　者　（以姓氏笔画为序）

　　　　向　荣　关　明　许　锐

　　　　肖　阳　张郁澜　黄　飞

　　　　黄　峰　魏松青

河南科学技术出版社

·郑州·

内容提要

　　本书由医学专家和科普作家共同编写，在第2版的基础上修订而成。编者紧密结合现代生活实际，精心整理了500余条科学实用、简便易行的生活保健小妙招、小窍门，按生活起居、美容护肤、性爱葆春、点穴按摩、运动健身、疾病自测、应急救治和巧用瓜果蔬菜等分类编排。这些小条目或为古籍经典，或为名医经验，或为医论摘要，也有编者的实践体会，融科学性、实用性和可读性于一体，适合城乡广大群众，特别是珍惜健康、注重养生的人士阅读参考。

图书在版编目（CIP）数据

　　生活保健小妙招/肖阳，黄峰主编. －3版. －郑州：河南科学技术出版社，2017.6
　　ISBN 978-7-5349-8757-1

　　Ⅰ.①生… Ⅱ.①肖… ②黄… Ⅲ.①保健－普及读物
Ⅳ.①R161-49

　　中国版本图书馆 CIP 数据核字（2017）118940 号

出版发行：河南科学技术出版社
　　　　　北京名医世纪文化传媒有限公司
　　　　　地址：北京市丰台区丰台北路 18 号院 3 号楼 511 室　邮编：100073
　　　　　电话：010－53556511　010－53556508
责任编辑：杨磊石　陈　娟
责任校对：龚利霞
封面设计：吴朝洪
版式设计：王新红
责任印制：姚　军
印　　刷：三河市春园印刷有限公司
经　　销：全国新华书店、医学书店、网店
幅面尺寸：140 mm×203 mm　　　印张：7.875　字数：191 千字
版　　次：2017 年 6 月第 3 版　　　2017 年 6 月第 1 次印刷
定　　价：23.00 元

如发现印、装质量问题，影响阅读，请与出版社联系并调换

第 3 版前言

　　本书自 2011 年初版、2014 年修订再版以来,因书中介绍的各种养生保健小妙招、小窍门、小功法、小知识、小经验等,简便易行,贴近生活实际,故深受读者欢迎,已多次印刷,发行近 20 000 册。并被评为福建省优秀科普作品(图书)一等奖。

　　鉴于时代的发展,不少新知识、新观念、新技术层出不穷,新的生活方式、方法也在与时俱进,故前两版书中的有些内容显得有些过时。为此,编者根据当今科技、社会、经济、生活等的发展动态,对第 2 版进行了精心修订。一是删除了一些陈旧、过时的内容;二是补充了近年来人们比较关注的雾霾、旅行、意外伤害等方面的防护知识和一些适合中老年人养生保健的新知识;三是对第 2 版内容进行精心修改及润色。希望读者能从书中获取令自己喜欢的养生保健小妙招、小窍门,达到养生、健体、美容、减肥、延年、益寿的目的。

编　者

2017 年 3 月

第1版前言

现代生活节奏加快，使人们的精神和肉体上都要承受较大压力，许多人的身体过早地衰老了，面容憔悴、精力不足、周身乏力、失眠多梦、谢顶白发、性生活失调、精神萎靡、形体消瘦，甚至疾病缠身，严重影响了生活、学习和工作。人们都希望拥有健康的身体、旺盛的精力和不衰的容颜。

实践证明，健康和青春掌握在每个人自己的手中。只要你能够克服生活中的一些不良习惯，依照古往今来的医学知识行事，你完全可以青春焕发、健康长寿。

为此，编者从生活的最实际处着眼，精心整理了数百条古今秘传和经现代医学证实的、行之有效的生活保健小窍门、小妙法、小功法、小经验，引导读者正确、科学、巧妙地自我健身、开智、美容、护肤、减肥、养生、益寿、祛病，达到身强体健、青春永驻、生活美满的目的。

编　者

2011 年 6 月

目 录

点穴按摩回春法

运动练功健身法

疾病自测有秘诀

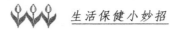

瓜果蔬菜治百病

生活起居养生法

春捂秋冻顺应自然

早春阴寒未尽，北方冷空气较强烈，所以早春宜保暖，衣服不可顿减，以助人体阴气升发。

秋季是由夏入冬的过渡季节，气温逐渐降低，一日之内气温变化幅度较小，这样天气虽冻未寒，故一般认为不宜过快地增添衣服，以便身体逐渐适应寒冷气候，增加御寒能力，有利于冬季预防感冒。

秋冬日老人要避风寒

对于老年人来说，秋冬时尤其需要注意避寒，因为老年人的血液循环较差，随着气温的下降，许多疾病的发病率都有所增高，所以老年人一定要随时注意保暖防病，贴身要有一件皮背心，棉鞋也要稍大一些，最好在鞋底的毡垫上均匀地撒一层生附子末，然后用棉布缝好，放在鞋里，这样可预防冻疮，使下肢气血流通。

新内衣不宜马上穿

服装在制作过程中为了美观，经常使用多种化学添加剂：为防缩，多采用甲醛树脂处理；为增白，多采用荧光增白剂处理；为挺括，一般做上浆处理。这些化学物质对人体皮肤有刺激性作用。此外，服装在储藏中，为了防蛀、防霉，所放的防虫剂、消毒剂对人体的皮肤也有刺激作用，尤其是对儿童和皮肤易过敏体质者，刺激作用就更为明显。所以,新内衣还是先用净水洗涤一遍,然后再穿为好。

大汗之后不宜马上脱衣

《彭祖摄生养性论》说:"勿汗出甚而使解衣"。《千金要方·道林养性》说:"凡大汗勿偏脱衣,易得偏风半身不遂"。《老老恒言·防疾》也说:"春秋时大汗,勿遽衣",否则"湿气侵肤,亦足为累"。这是因为大汗之时人体腠理发泄,汗孔开张,骤然脱衣,易受风寒之邪侵袭而致病。

不宜穿羽绒制品的人

羽毛的细小纤维与人体皮肤接触或者被吸入呼吸道后,可成为一种过敏原。因此穿羽绒服、盖羽绒被后,应留心观察一下有无变态反应发生。凡是原来属于过敏体质者,如常发皮疹,对青霉素、磺胺过敏,有哮喘病史,以及各种过敏性皮炎、湿疹、过敏性鼻炎、过敏性肠炎、肾小球肾炎患者等,均不宜穿羽绒服,以免加重病情。

久穿紧身衣不利气血畅通

健美服束胸、束腰、束臀部,可不同程度地压迫肌肤血管,不利于气血运行,妨碍呼吸、运动等,所以不可久穿。18岁以下尚未发育成熟的青少年,尤其是女青年及患有腰臀部皮炎、疖痈、外阴炎、痔疮、尿道炎等病症的患者,以及妊娠期间妇女,排汗较多或有慢性病如肺结核、糖尿病等患者,都不宜穿紧身裤。

久穿运动鞋对脚不利

久穿运动鞋容易出汗,鞋内比较潮湿,而长时间的湿热,则刺激脚掌的皮肤使其因汗沤而发红或脱皮等。另外,鞋内湿度、温度的提高,会使脚底韧带变松拉长,使脚掌变宽,发展下去脚易变为平足。我们平时穿的布鞋、皮鞋,都有 2 厘米左右的后跟,它能保证人体重心平均分布在全脚掌。而运动鞋则是平底,身体负荷在脚底部分配不均,影响步伐及走路姿势。

真丝绸衣能治瘙痒症

老年人患皮肤瘙痒症的概率大大高于青壮年人,这是由于老年人皮肤组织老化所引起。瘙痒严重时坐卧不安,直接影响工作和生活。若能穿上真丝绸内衣裤,症状便能逐渐好转或消失。

为何穿丝绸衣裤能止痒呢?据分析,桑蚕丝中有一种特殊的化学物质,具有消痒功能。同时,桑蚕丝绸衣贴在皮肤上,能安抚神经末梢,温暖毛细血管,激活细胞正常功能,排解不良刺激,消除致敏原,从而止痒。

晨起喝水保安康

由于夜间排尿及正常的生理失水,清晨人体血液浓度增加,血管变细,血流缓慢,体内代谢物堆积。这对高血压、心脏病等患者,是个危险时刻。晨起即饮水一二杯,便能降低血液浓度,使动脉管变宽,保持血液循环正常,可预防脑出血、脑血栓、心源性猝死。

另外,早晨空腹饮水,水分不易在胃和小肠部位吸收,有利于水分直达大肠、直肠,可以润滑肠道、软化粪便,同时又可刺激肠管运动,使之产生便意,从而有利于顺利排便。

晨起一杯水(温开水或凉开水),最好在早餐前空腹喝,长期坚持,对防治老年性便秘有良好效果。

吃鸡蛋消化快的方法

煮嫩鸡蛋在胃中消化 1.5 小时,全熟的鸡蛋由于蛋白质分子凝固得非常致密,成为胶性物变得发硬,因而需 2 小时才能消化;而煎、炒鸡蛋,也由于它穿上了外衣——油脂,进入胃肠中不易和消化液接触,而必须待油脂被消化掉,鸡蛋才能与消化液"见面",

因而消化、吸收也是最慢的,需要 2.5 小时左右。从营养学角度来看,蒸蛋羹、蛋花汤等食法最可取。

炒菜时先放盐可杀毒素

炒菜时,待锅里的食油烧热后就放盐。这样做,使盐在热油中烧煮 0.5～1 分钟,即可消除油和盐中 95％左右的黄曲霉素,从而减少致癌物质对人体的毒害,还可防止热油飞溅,使蔬菜脆嫩、味鲜。

吃鱼健脑有根据

鱼体内有一种重要的营养物质——二十二碳六烯酸(DHA),它对大脑细胞,特别是脑神经传导和突触的生长、发育有着重要的作用。实验表明,只要经常吃鱼,大脑中的 DHA 值升高,就会活化大脑神经细胞,改善大脑功能,提高判断力,减少失误。专家建议,采用以吃鱼为主的食谱对健脑有益。

煮饭宜用开水

实验证明,用生冷的自来水烧饭,大米中的营养成分维生素 B_1 损失程度与烧饭时间、烧饭温度成正比,一般要损失 30％左右。若用热开水烧饭,维生素 B_1 就可免受损失。这是因为未烧开的自来水中,含有一定数量的氯气,在烧饭的过程中,它会大量破坏大米中所含的维生素 B_1。而烧开的自来水中,氯气已随水汽蒸掉了。

多食猪蹄有益健康

猪蹄中含有丰富的胶原蛋白。胶原蛋白是构成人体皮肤、筋、腱、牙齿等最为主要的蛋白质成分,约占人体总蛋白质的 1/3。胶原蛋白对保持人体细胞的水分极为重要,它以水溶液的形式存在于人体组织细胞中,可改善细胞的营养状况和新陈代谢。

据临床应用表明:胶原蛋白具有益精、补肾、滋润皮肤、光泽毛发等功能,对预防营养障碍、消化道出血及失血性、失水性休克等均有一定疗效。

哪些蔬菜能减肥

有益于减肥的蔬菜有下列几种。

1. 白萝卜:含有芥子油和淀粉酶,能促进各种脂肪类物质在体内的新陈代谢,从而防止它们在皮下的堆积。

2. 黄瓜:含有丙醇二酸,能抑制食物中的糖类在人体内转化成脂肪。

3. 韭菜:含有较多而又较为坚韧的粗纤维,具有通便作用,能排出肠道中过多蛋白、脂肪。

4. 冬瓜:含有人体所需的许多维生素、蛋白质和矿物质,却不含脂肪。它具有利尿、利便、利水和滑肠等作用。因此,肥胖的人多食冬瓜可以逐渐消瘦。

减肥饮食三原则

1. 不正常的饮食是最大的禁忌 有些人不吃早餐,到了中午才猛吃。虽然是同等的热量,但是合并一次吃的时候,会导致营养过剩而发胖。三餐的时间,最好固定,按时进餐。饮食应严格遵守八分饱的原则,以优质蛋白质为主,尽量少吃淀粉类食品。

2. 避免狼吞虎咽 当我们吃东西的时候,如果慢慢地嚼,将使你有吃饱的感觉。人的饮食习惯,通常不太容易改变。但是,如果你不想太胖的话,就应该养成这种细嚼慢咽的习惯。

3. 就寝前2小时不吃东西 胖的人较喜欢吃零食。如果吃下去的食物成为热量被消耗掉的话,就没有什么关系。但是,因为晚上的工作只有睡觉,因此,吃进去的食物都会变成脂肪储存起来。

β-胡萝卜素可治疗心血管病

美国一项研究表明,在一些水果和蔬菜中普遍存在的 β-胡萝卜素,对治疗心血管疾病具有一定疗效。

美国波士顿市布里格姆妇女医院对 333 名有冠状动脉病变、但未产生心脏病发作的患者进行了研究。在研究中,一部分人连续 5 年服用 β-胡萝卜素片,另一部分人则未服用。其研究结果是,前者心脏病发作、脑卒中和严重动脉阻塞的比例,约为后者的一半。服用 β-胡萝卜素片患者,每隔 1 天摄取 50 毫克的 β-胡萝卜素。β-胡萝卜素在人体内能变成维生素 A。

常食生姜预防胆结石

据日本学者研究发现,生姜中所含的姜酚成分,能抑制前列腺素的合成,并且有很强的利胆作用。

据研究,人体前列腺素分泌过多可导致胆汁中黏蛋白的含量增加,而黏蛋白与胆汁中的钙离子和非结合型胆红素结合成胆石支架和晶核,便形成了胆结石,而姜酚恰好能抑制前列腺素合成,相对减少胆汁中黏蛋白的形成,从而达到抑制胆结石的目的。

多吃白菜预防乳腺癌

美国的一项研究结果证明,多吃白菜、洋白菜等十字花科蔬菜可以预防乳腺癌。

科学家指出,雌激素过多可致乳腺癌,而白菜防癌的机制在于这类蔬菜可使体内过多的雌激素转化成无活性的物质。

胡椒可治水产品引起的胃痛

胡椒味辛、大温、无毒,能温中除湿、化瘀痛、止瘀痛、祛寒痰、止寒泻。水产品如蚌、螺、蟹等均属阴瘀寒物,因此,在烹调时常用胡椒作调料,既可增鲜,又能解毒。有些脾胃虚弱的人,吃了蚌、螺、蟹等水产品后，往往会发生上腹部疼痛，尤其是食量过多时。对此，可取胡椒粉少许，加糖适量，开水冲泡后趁热服下，疼痛可止。

饮茶有利于保护视力

茶叶中含有可转变为维生素 A 的 β-胡萝卜素。维生素 A 具有滋养眼睛、防止夜盲症的作用。人体缺少维生素 A 就会影响视网膜内的感光作用，出现眼睛不适、夜间视物不清等眼部症状。看电视多的人，视紫质消耗较多，常会感到眼睛疲劳、视力减退。多喝茶可以补充维生素 B_1、β-胡萝卜素等物质，这些物质在肠壁和肝内一系列酶的作用下，转化为维生素 A，对眼睛起保健作用。

浓茶漱口可防口腔溃疡

浓茶漱口对口腔溃疡有很好的疗效。茶叶中的单宁具有收敛作用，能促使口腔溃疡面的愈合；茶单宁还能使单细胞菌类的蛋白质凝固。茶叶中所含维生素 C 具有抗坏血病作用，能促进伤口愈合；维生素 B_2 能防治各类炎症；还有维生素 P、维生素 K，对口腔溃疡面均有促进康复的作用。

消毒牛奶不必煮沸再饮

一些人喜欢把牛奶煮沸后再饮用。而专家通过实验发现，牛奶煮沸后，会使其中的钙成分更多地形成不溶性钙盐，人体难以吸收，因而影响营养价值。

鲜牛奶中的钙，是以静电方式与酪蛋白结合，形成了人体可吸收的酪蛋白钙。然而，煮沸的牛奶酪蛋白钙的含量要比只温热不煮沸的牛奶少 20%，所以牛奶不宜煮沸后再饮。

目前，市场上出售的鲜牛奶特别是塑料袋装牛奶，都已经处理成为消毒牛奶了，因此，只要用热水温烫一下即可饮用。这样，既方便，又能保存牛奶的营养成分。

睡前饮牛奶可助眠

牛奶中的色氨酸含量较高,色氨酸是一种使人体产生疲倦感觉的生化物质,它对中、老年人的催眠作用较为明显,失眠者睡前半小时饮一杯温牛奶有利入睡。

饮牛奶防脑卒中

牛奶及奶制品中含有一种名为吡咯并喹啉苯醌的营养物质,它可以防止过量的钙元素进入脑细胞,从而起到保护大脑的作用。因此,中老年人,尤其是高血压、动脉硬化及脑卒中患者,适当饮用一些牛奶及奶制品,对防治脑卒中是颇为有益的。

多喝牛奶能防癌

经常喝牛奶可以预防结肠癌、直肠癌的发生,这是美国科学家用了 20 年的时间对 2000 多人进行跟踪研究后得出的结论。

科学家经过观察,牛奶对人体胃黏膜能起保护作用。因为牛奶中含有一种磷脂物,这种物质能够在胃黏膜的表面形成一层很薄的疏水层,而疏水层既能抵抗外来物质对胃黏膜的损害,又能促进溃疡病灶的愈合。另外,牛奶中所含的钙素,能够破坏大肠内的致癌物质,使其分解为非致癌物而排出体外。而在这一过程中,维生素 D 也起着十分重要的作用。因此,一个人每天如能喝上 2～3 杯牛奶,其体内对钙质和维生素 D 的摄入量将较不喝牛奶的人要高出 3 倍以上,这样就可以使患癌的危险性大大减少。

蜂蜜能防治高血压

医生常提醒高血压患者不能吃得太咸,并提倡低盐化饮食,因为食盐中含有大量的钠,钠在血液中浓度过高,往往会导致高血压。有关专家建议,为抑制盐分摄取,每天早晚各饮用一杯纯正的蜂蜜水,对高血压将起到良好的防治作用,因为蜂蜜中含有丰富的钾,钾有利于排泄体内的钠,从而使血压维持正常水平。

果糖有助于节食

美国科学家经过研究发现,餐前饮用加果糖的饮料,能抑制食欲,有助减肥。

大多数试验者饮用了加糖精的柠檬水后,午餐时进食了与平时一样多热量的饭菜。饮用加葡萄糖的柠檬水后,他们在午餐时摄入的热量稍有增加。然而,喝了加果糖的饮料后,他们不太喜欢吃高脂食物,午餐时进食的热量减少 10%～15%。

糖能减轻经前综合征

不少女性在来月经之前,常有不同程度的下腹坠胀、乳房胀痛、腰酸头痛、疲倦嗜睡等现象。对这种生理性经前综合征,美国麻省理工学院临床研究中心最近的一项研究表明,用含糖量高的食物或直接用糖能更好地减轻经前综合征。进食含糖量高的食物或糖后,可提高血糖含量,血糖增高可促进大脑内扩血管物的释放,从而改善脑的血液供应,改善人的情绪。因此,患有经前综合征的女性,不妨多吃点糖或糖类食物。

红糖可以治疗血管硬化

过去人们认为,食糖会使人体发胖,且是导致高脂血症、糖尿病、龋齿、动脉硬化、心脏病的一个危险因素。其实,这些都是由于食用白糖过量造成的,而食用红糖则完全相反。据科学家多年研究证实,红糖具有治疗血管硬化的作用,不仅不会诱发龋齿和疾病,还对人体健康有益。红糖中的黑色物质能阻止血清中中性脂肪及胰岛素含量的上升。阻碍肠道对葡萄糖的过多吸收。所以,红糖有阻止肥胖、动脉硬化等功效,在一定程度上可以预防白糖带来的诸多不良影响。

红色植物可治感冒

最近,法国颜色治疗专家经过研究发现,红色植物有助于感冒病人的康复。他们以多种红色植物为实验,发现这类植物能使人体抵抗组织产生一种热能。当人患有感冒时,抵抗力减弱,人体无法产生正常的热能去控制体温,而此时多吃些诸如西红柿、苹果等红色果实,便能改善这种状况,使感冒快速痊愈。平时要预防感冒,也可以多吃红色类的水果蔬菜,如西红柿、苹果、红辣椒、甜菜等。

萝卜抗癌有奇效

人体阻碍肿瘤生长的第一道屏障是细胞间基质,而萝卜中所含大量维生素 C 是保持这道屏障结构完整的必须物质,起着抑制体内癌细胞生长的作用。

萝卜中含有一定量的粗纤维,它可以刺激肠胃蠕动,减少粪便在肠道内停留的时间,使粪便中的致癌物质及时排出体外,有利于预防大肠癌和直肠癌。

萝卜中含有一种"酶",是致癌物质——亚硝胺的天敌。常吃萝卜就可以获得这种酶,把致癌物质亚硝胺分解掉。

萝卜中还含有很多木质素,木质素能将巨噬细胞的活力提高2～3倍,使其更有效地抗癌。

常食菠萝可防治冠心病

菠萝果肉中,含有丰富的糖、蛋白质、脂肪、糖类、纤维素、钙、磷及多种维生素。它不仅甜美芳香,还具有助消化、止咳、利尿等作用,是支气管炎、慢性胃炎患者的理想果品。尤为可贵的是,菠萝还具有防治冠心病的作用。

美国夏威夷的医学专家经过对 140 多名冠心病患者的临床试验发现,食用菠萝的冠心病患者其死亡率下降了 90%。因为在菠萝中含有一种名叫"布美伊恩"的酵素,可使人血管里的血凝块消散,制止凝血的形成。而正是这种血凝物质导致血管堵塞,以致引起心脏病,甚至引起心肌梗死。因此常食菠萝对患有冠心病的患者,无疑是一种美食佳品。

吃水果后应洁牙

多数水果均属高酸性水果,它们对牙齿表面的珐琅质有腐蚀作用,会导致龋齿病发生。

研究人员最近对南非一家果树林场的工人的调查结果表明,吃水果较多的工人患龋齿的比例明显高于那些不大吃水果的工人。鉴于这一结果,研究人员建议人们在吃水果的同时也要多注意口腔卫生,即吃水果后要刷牙或漱口。

老年人不宜多喝咖啡

咖啡虽是一种饮料,但不一定适合每个人饮用。据美国华盛顿州立大学的学者研究发现,过量饮用咖啡会使人体的钙流失,从而造成人体骨质疏松。现代医学研究认为,人到老年期,钙的需要量逐渐增多,老年人嗜饮咖啡,会加剧体内钙流失,使骨硬度下降,活动时易发生骨折。

适量饮酒有益身心

少量饮酒可使人产生一种欣快感,感到兴奋和愉快,所谓"以酒助兴"。少量饮酒,同时吃菜,可使胃液分泌增多,帮助消化。少量饮酒可以扩张血管,使血压下降,并能降低冠心病的发病率。经常少量饮酒的人血液中 α-脂蛋白含量高,而 α-脂蛋白高的人,其寿命比一般人长 5～10 年。

菜板简易消毒法

据医学实验表明,在未经消毒的家用菜板上可发现许多细菌和寄生虫卵,严重危害人们的身体健康。下面是几种简易的卫生消毒法。

1. 阳光消毒　晴天中午把菜板放在太阳下晒一晒,大部分细菌可被阳光中的紫外线杀死。

2. 刮板撒盐消毒　每次使用菜板后,用菜刀刮净板面上的残渣,然后撒上盐,即可消除菜板上的污物、细菌等有害物质。

3. 洗烫消毒　将菜板放在清水下用硬刷刷洗一遍,病菌可减少 1/3,如再用开水淋烫一遍,细菌几乎就没有了。

铝锅里的剩菜不能过夜

铝的化学性质较活泼,很容易在空气中被氧化,使表面形成一层氧化铝薄膜。氧化铝薄膜不溶于水,平时能保护铝制品不再被氧化或水蒸气腐蚀。

如果将吃剩下的菜放在铝锅内过夜,菜中的盐分便能集中破坏氧化膜,一旦氧化膜被破坏后,就会有较多的铝溶解在菜和汤里,并和食物发生化学反应,生成铝的化合物,吃了对人体有害。

铁锅炒菜防贫血

铁是人体内不可缺少的微量金属元素之一。人的红细胞中的血红蛋白就含有铁。人类对铁的摄取,主要为有机铁(多由食物供给)和无机铁,而无机铁较有机铁更易为人体所吸收和利用。炒菜时,铁锅上的铁能溶解在食物中,增加食物的含铁量。虽然这种方式所提供的铁量不多,但是人体造血所需铁也很少,而且这种铁也易被吸收和利用。因此,吃用铁锅炒的菜,在一定程度上有预防缺铁性贫血的作用。

油漆筷子有碍健康

油漆属于大分子有机化学涂料,它含有苯、铅、氨基、硝基等对人体有害的成分。尤其是硝基,在人体内可与氮质产物结合成亚硝胺类物质,科学研究证实此类物质具有很强的致癌作用。另外,大分子化学物质,又可使机体发生过敏。

油漆筷子在使用过程中容易引起油漆脱落,脱落的油漆如随食物吞入体内,就会危害健康。

不宜用搪瓷制品煮盛食物

各种搪瓷制品都是在铁制品的外表镀上珐琅制成的。珐琅里含有对人体有害的珐琅铅等铅化物。为了保证安全,最好不要用搪瓷制品来煮食物,也不要用它来盛放酸性食物。因为搪瓷表面涂的釉彩,其主要成分是各种金属盐类,比如,黄色、大红釉料是镉和铅的化合物。铅和镉有毒,因此,用彩色的搪瓷制品盛放酸性食物,铅和镉等有毒物质就可能溶解到食物中去。

不宜用塑料桶长期盛食用油

塑料容器在制作过程中,要向这些高分子的聚合物中加入添加剂,虽然这些添加剂用于食品中有一定的限量,但还是有一定的毒性。而这些添加剂本身都是低分子量的,用它们长期存放油类,可能使这些物质迁移到塑料制品的表面,与油类产生低分子的有害物质。

防食用油变质妙法

为了防止食用植物油变质,必须将其储存在玻璃瓶里,并加入维生素E。1升的植物油加入2粒胶囊即可。具体操作方法也十分简单,只要用细针把维生素E的胶囊刺破,将药液滴入油中,再轻轻用干净的木棍搅拌均匀。由于维生素E有抗氧化作用,又能控制亚硝胺的形成,因而能有效地防止食用植物油变质。

伸伸懒腰除疲劳

一夜睡眠后四肢舒展,并配以深呼吸,有吐故纳新、行气活血、通畅经络关节、振奋精神的作用,可以解乏、醒神、增气力、动肢节。中医学有"人卧血归肝""人动则血运于诸经"之说。伸懒腰后,血液循环加快,全身肢体关节、筋肉得到了活动,睡意皆无,这样也就激发了肝脏功能。

伸懒腰时,两手上举,肋骨上拉,胸腔扩大,使膈肌活动加强,引起深呼吸。这既可以减少内脏对心肺的挤压,有利于心脏的充分活动,又能促进全身血液循环,从而改善睡眠和紧张工作学习后的血液分布,尤其是对人的脑组织,伸个懒腰可以起到消除人脑组织疲劳的作用。

因此,伸懒腰是消除疲劳、焕发精神、促进体力和健康的一种积极活动。

"老来俏"者多长寿

"老来俏"对老年人的身心健康是极为有益的。

心理学家认为,老年人恰当而适宜的修饰美容会带来青春活力。经过打扮不仅显得大方、潇洒、有风度,而且"我还年轻"的心理对健康十分有益。

科学家研究发现,人在心情愉快时,机体可分泌有益的激素、酶和乙酰胆碱,这些活性物质能把血液的流量、神经细胞的兴奋及脏器的代谢活动,调节到最佳状况,并可增强免疫系统的功能。

毛巾擦背可防癌

最近,日本东京大学的水野教授指出,"用毛巾擦背可以预防患癌"。他说,在人的皮下存在着一种奇特的细胞组织,平时"静息"不动,养精蓄锐,当用毛巾尤其是用干毛巾摩擦皮肤时,这些"沉睡"的细胞受刺激就会活跃起来,并进入血液循环,发展成具有吞噬异物能力的网状细胞,在体内"巡视"过程中一旦发现有癌细胞出现,便可以无情地围歼。

所以,用干毛巾、干布或干手摩擦背部或身体各部的皮肤,是一种简便的健身法,值得提倡。

睡觉方向应是头北足南

睡觉也要讲究方向,这是因为地球是个大磁体。研究显示,人睡觉时,头朝北,足朝南,人的主要经脉、气血都和地球磁力线相平行,人体器官细胞有序化,相应地产生磁化效应,使器官和功能得到调整和加强,就能睡得安稳香甜。

夏天睡午觉好

夏天的中午,气温高,人体为了散热,皮肤的血管容易扩张,流进皮肤血管里的血液比较多;吃完午饭,胃肠积极地进行消化活动,需要的血流量也比较多。这样大脑得到的血流量就减少了,脑神经细胞从血液里得到的氧气和养料减少了,迫切需要休息。这时睡个午觉,对脑神经细胞能起保护作用。另外,夏天夜间短,人们普遍睡得晚起得早,光靠夜间睡眠不能完全满足大脑的需要。因此,夏天睡午觉有益于健康,老年人和发育中的少年儿童更不可忽视。

稍微赖床有益健康

睡觉醒来后,在床上赖几分钟,有助于生理活动调节,尤其可以避免由于长时间睡觉一醒来就起床,易诱发的体位性晕厥和脑卒中。

因为,第一,赖床使人睡觉时的生物钟运转和人睁开眼睛活动的生物钟运转有一个理想的交替过程;第二,赖床很好地完成了人睡觉时迷走神经兴奋、交感神经抑制,而起床后其向相反情况转变的生理过渡;第三,睡觉时相对减慢活动的人体的各个脏器,也在这几分钟的赖床中调整过来。

孕妇不宜多看电视

怀孕的妇女,最好不要长时间看电视。这是因为:首先,久坐本身对孕妇不利,它会影响下肢血液循环,加重下肢水肿,更易导致下肢静脉曲张。其次,电视中的紧张情节和惊险场面,对孕妇来说,可能成为不良的刺激,有碍优生。特别是长时间看电视,身体接触过多的射线,对腹中的胎儿也会产生不利影响。此外,看电视时间长了也妨碍孕妇的睡眠。

看电视开小灯可保护眼睛

长时间收看电视节目后,就会感到眼睛发干、发胀、不适,或有视物不清的现象。若看电视时能开上一盏4~8瓦的电灯,眼睛就会感觉舒服。从眼睛的生理角度来说,一般以选择红光比较好。所以看电视开红灯能保护眼睛。

足受寒会引起全身抵抗力下降

人的双脚远离心脏,血液供应较少,脚的皮下脂肪层又薄,所以在一般情况下,脚的皮肤温度最低,而脚掌与上呼吸道黏膜之间存在着密切的神经联系。一旦脚部受凉,可反射性地引起上呼吸道黏膜内的毛细血管收缩,纤毛摆动减慢,抵抗力显著下降。此时,原来潜伏在鼻咽部的病毒、病菌就会趁虚而入,并大量繁殖起来,从而引起感冒等多种疾病。因此,冬天要注意足部保暖。

脚勤泡洗好处多

热水洗脚可以促进血液循环,使脚部血脉通畅,有助于消除疲劳,对心脏、肾脏及睡眠都有好处,同时还可以防治疾病。

具体做法:每天晚上临睡前用40℃左右温水,连洗带泡,边洗边用手不断地摩擦双脚,每次约20分钟。洗后及时擦干。

根据个人的具体情况,还可用某些中药煎汤洗脚,防病效果更好。据报道,用甘草、芫花煎汤泡洗双脚可防治冻疮;用茄子枝叶熬水洗脚可控制冻疮发展;用鸡毛熬水泡脚可治顽固性膝踝关节麻木痉挛;用白果树叶熬水洗脚可防治小儿腹泻;经常用芹菜叶煎汤泡脚对冠心病和高血压患者有益处。

用耳过度损伤精气

中医学认为,耳为肾之外窍,通于脑,受心神的主宰和调节。耳的功能强弱反映了肾、心、脑等脏腑器官的功能状态。如果用耳过度,则易损伤人之精气,使人心神不宁、功能失调;耳失滋养,导致听力障碍。所以,在我们的日常生活中,没有目的随心所欲听那些杂乱无章的噪声,不仅损伤人的听力,而且耗伤精气,引起脏腑功能失调,进而导致疾病发生,影响健康。

工作时的养脑保神

脑力劳动者的疲劳,往往是先从视力疲劳开始的。用较短时间消除视觉疲劳,对于提高大脑的工作效率是很有帮助的。具体做法:读书、写作感到疲劳时,静坐在椅子上,闭目 5 分钟,以两手轻轻地盖住双目,两肘撑桌面,全身肌肉放松,头部轻微左右摇摆,然后睁开双眼,眨眼多次,即会感到脑清目明。凡是感到目涩疲劳时,皆应做些调整。中午不能午睡时,闭目养神数分钟,也可改善精神状态,提高工作效率。

握拳醒脑法

当你工作过久,感到疲乏、昏昏欲睡时,只要使与大脑相关的部位运动,就能够刺激脑部而恢复清醒。而这些部位中最有效应的就是手的指尖。

这种指尖的运动并不太难。要领是首先把两手握拳,然后从小指逐渐打开,打开的时候要迅速而有力。打开拳头后,应用力伸展手指。然后,同样地从小指开始握进去。这个动作应反复进行

3次,就能取得良好的效果。

提高脚尖能使精神饱满

能不能充分发挥自身的力量,是由精神状况决定的。如果精神萎靡不振,就打不起精神,也容易生病。好的身体状况就是精神饱满、充满活力。

想有饱满的精神,只要偶尔提提脚尖就可以了。无论站着或是坐着,把脚尖提高2厘米左右,只用脚跟来支持全身就可以了。做的时候,眼睛尽量看远方,而且视线要固定,不要一直转变,然后脊柱自然挺直,于是你的头脑清晰了,精神也饱满了。

多听音乐可防大脑衰老

人的语言、分析等功能,都由大脑的左半球负担。当一个人工作一天下来休息时,听听音乐是有好处的。因为音乐只进入大脑右半球,可以让左半球得到充分的休息。

需要指出的是,所听音乐必须是"纯粹的",即不带歌词的优雅音乐。另外,听音乐最好不要边听边思考其他的问题,而必须陶醉在音乐声中。

长吁短叹也健身

长吁短叹是人们对情绪活动的一种自我调节,是一种有益于人体健康的活动。人们在悲伤、忧愁时,长吁短叹后能胸宽郁解;在惊恐惆怅时,长吁短叹后能安神定心;在工作或学习紧张、疲劳时,长吁短叹后能使人轻松愉快。

医学家还认为,人们在长吁短叹时吐音不同,效果也不一样,因此,长吁短叹时吐什么音要因人因病而异。如吐"嘘"字养肝,吐"呵"字强心,吐"呼"字健脾,吐"咽"字清肺,吐"吹"字固肾,吐"嘻"字理三焦之气。但要注意长吁短叹时的口形吐音,动作的协调,注意吸气、呼气顺其自然。

唠叨有益女性健康

精神上的压力和思想上的苦闷,能导致女性患神经衰弱、内分泌功能紊乱、月经失调等症。如果通过倾诉把满腹的忧愁苦闷从体内发泄出来,沉重的思想负担便得以缓解消除。有调查表明,凡喜欢跟丈夫或好友倾诉内心痛苦或烦恼的女性,多数身体都比较健康。

倾诉可宣泄不良的情绪

情绪压抑,有时不宜一下子发泄出来,可采取宣散疏导的形式逐渐发泄。一个人遇到不顺心的事,受到挫折,甚至遇到不幸,首先应冷静下来,控制一下自己的情绪,或向亲人、朋友诉说苦闷、烦恼。俗话说"旁观者清",从亲友的开导、劝告、同情和安慰中得到力量和支持,消极的苦闷、忧愁和烦恼之情便会随之消散。

拥抱有益健康

拥抱不但是亲热的表示,同时还给人们带来许多益处。拥抱可减轻人体痛苦,消除抑郁感;拥抱会使你感到身心愉快,克服恐惧与紧张的心情。另外,它还可能作为一项"运动",因为身材矮小的人在拥抱时势必要伸展双臂,而高个子则需要做俯身弯腰的动作。而且这种"运动"既不具备特别的器材,也不会扰乱环境。

哭一场可缓解悲伤的情绪

因感情变化流出的眼泪中含有两种神经传导物质,这两种物质随眼泪排出体外后,可缓和悲伤者的紧张情绪,减轻痛苦和消除忧虑。所以痛哭一场比眼泪往肚子里咽要好得多。哭是痛苦的外在表现,也是一种心理保护措施。哭作为一种发泄方式,虽然不"雅",但却有它的积极作用。

过度用眼伤气血

中医学认为,"目受血而能视""久视伤血"。因为视物时间过长,损精伤血耗神,损伤眼睛功能,有害于人的健康。所以,古人认为目之神应内守,而不应久视。对于经常阅读、写作的人就更为重要。如果长时间处于凝视状态,目光呆滞,眼睛眨的次数减少,会使眼睛矇眬不适。

烫发半年一次为好

烫发能保持美观的发型,所以在成年女性中甚为流行。但烫发用的化学药水,多含有碳酸氢钠和氨水等,对头发有一定损伤,再加上电热处理,头发常变黄、发脆、易断,失去原有的光泽和弹性。因此,烫发不宜过勤,以半年一次为好。干性头发、体弱多病、对化学物质过敏者及孕妇、产妇、儿童,都不宜采用"冷烫"法。

热水袋的水不宜洗脸

热水袋在制作过程中需加入防老化剂、染料及各类填充剂。这类物质大多有一定的毒性,如目前广泛使用的防老化剂被怀疑是一种致癌物质。沸水冲入热水袋后长时间"储存",毒物就会溶入水中。人体皮肤接触不清洁的洗脸水,会吸收水中污染物,显然有潜在的危害,尤其是对婴幼儿、儿童危害更大,常会引起皮肤过敏。

饱餐后不宜立即洗澡

饮食之后,人的胃肠工作量增加,体内的血液相对集中在胃和肠道中。如果身体立刻受热水刺激,就会出现皮肤血管扩张,血流量增加,大脑血流量相对减少的现象。加之浴室内水蒸气较多,氧气含量较少,人体含氧量也会随之减少。所以,饱餐后马上洗澡,会使人头晕、头痛,重则昏迷。老年人,尤其是心血管疾病患者,更不应该在餐后立即去洗澡。

夏天宜洗热水澡

在盛夏时节,人们都以为洗个冷水澡会爽身凉快,其实不然。

夏季里人们热得全身出汗,几乎身体的全部毛孔都处于舒张状态。在这种情况下,皮肤若受到凉水刺激,会使毛孔急剧收缩紧闭,毛细血管也随着收缩。这样,虽然皮肤表面是凉快了,可体内热量由于毛细血管紧闭而散发不出来。所以,隔一会儿便会感到身体又热了起来,而且比洗冷水澡前还要热。

在夏季里用热水(水温不宜过热)洗澡,皮肤受热后,会使毛孔和毛细血管更加舒张,体内热量便会迅速通过毛孔散发出来。因此,洗热水澡后可保持较长时间的凉爽之感。

振奋精神用酒浴

一次,日本人斋藤先生外出归来,准备洗澡。当他将温水灌满浴缸时,其妻不慎将1瓶酒打翻,酒洒入浴缸内,斋藤并不在意,仍用这有酒的水洗澡。他在水中浸泡20分钟后,觉得全身格外舒畅。他意识到这可能是加了酒的缘故。从此以后,每次洗澡他都在浴水中加入一些酒。3个月后,他的关节炎症状竟然消失了;皮肤变得光滑润泽、柔软而富有弹性。后来,经常为他治疗关节炎的医生松本,建议一些患皮肤病、神经痛的人也采用酒浴,效果很好。据此,松本写了一本《酒浴疗法》的书。于是,在日本出现了健身酒浴热。

美肤健肤芦荟浴

洗一个痛快的芦荟浴,可使你受益无穷。它能促进血液循环,消除全身的紧张感。芦荟浴的方法很简单,只要将2～3片芦荟叶洗净,除掉边缘刺齿,切成细丝,装在纱布袋中,泡在浴池里,人就可以入浴了。

现代科学研究表明,常绿植物芦荟含有大量的芦荟苷,经水解后产生芦荟大黄蒽苷,并含丰富的维生素 B_2、维生素 B_6、维生素 B_{12} 及多种人体肌肤所需的氨基酸和一些矿物质。在芦荟浴中,芦荟成分能够透过水,浸入皮肤内,起到消炎灭菌、软化皮肤、抑制汗臭的作用。

健身美容泥浆浴

泥浆美容浴法是一种古老而持久的美容法。原先人们只是在泥浆丰富的海滩上洗浴,后来,这种泥浴被移植到美容院里来了。

在国外,一些美容院用黏土配制成涂浴剂。这种涂浴剂对枯干、角化的皮肤有很好的软化作用,并可以深入皮肤的皱纹和毛孔中,使皮肤得到较好的清洗和保养。

泥浴的方法是:用与体温相同温度的特制泥浆将周身涂遍,再用红外线照射使之干燥。泥浆在皮肤上保留 20～30 分钟,等泥浆干后脱落,再用清水洗净全身。当然,涂泥浆前先用温水洗浴,使全身毛孔张开,然后再涂泥浆,这样效果更佳。

泥浴后,根据皮肤的不同性质涂抹营养化妆品,这是必不可少的环节。

热敷按摩海沙浴

受到海浪冲刷和太阳直接照射的海沙,是一种很有效的健身热疗材料,因而有强身治病功效的海沙浴也就应运而生。

海沙浴是把海沙均匀地平铺在患部,或者整个肢体埋入海沙中,只露出头颈部。海沙的温度一般保持在 50℃ 左右,使人不感到灼热难受为宜。第一次海沙浴的时间一般为 10 分钟左右,之后每次逐渐增加 5 分钟,至 40 分钟为止。

海沙浴与热敷或按摩有相似的作用。海沙直接接触皮肤,产生的压力、摩擦和温度,可刺激皮肤末梢神经,促进血液、淋巴液的流动,起到减轻炎症、降低交感神经的紧张程度、降低血压等作用。

因此,海沙浴有益于高血压、关节病变、慢性神经痛、腰腿痛等疾病的康复。

健美减肥桑拿浴

"桑拿浴"是由"Sauna"音译而来,实际上是一种蒸汽浴。由于桑拿浴起源于芬兰,故又称"芬兰浴"。

桑拿浴是先将一种特殊的矿石——桑拿石烧得发烫,再用冷水不断地浇泼,顿时湿热蒸汽升腾弥漫,桑拿石中大量的锌、钠、钾、钙、铁等多种人体必需的微量元素随之逸出,通过沐浴者的表皮和呼吸系统进入体内,补充了人体的需要。桑拿浴室内的温度一般保持在80～110℃。

桑拿浴有祛风湿、活血脉的作用,能防治多种疾病,如风湿性关节炎、腰腿痛、高血压等,并能去脂减肥,使体形健美,还有助于防治痤疮、脂溢性皮炎等皮肤病。

陶冶性情海水浴

大海具有永恒的魅力。海水中含有大量人体所必需的矿物质,如镁、锂等。这些物质经过一番处理,进入人体后,对消除疲劳、医治风湿及促进人体血液、淋巴循环等都具有明显的效果。

海水浴健身可采用如下方法。

1.海水按摩浴 让海水在压力下产生翻腾的泡沫,然后使人置身泡沫中,得到放松和休息。

2.海水高压淋浴 专家认为,海水在高压条件下,会起到同注射生理盐水相似的效果。海水高压淋浴还会增进人体淋巴系统的功能。

3.可控性海水浴 就是在特制的浴盆中,通过控制调节海水的流速,产生近似海浪的效果。这种海水浴可加强和促进人体肺部组织的功能。

4.皮肤按摩浴 就是将海藻等浮游生物经远红外线加热处理

后,涂抹在人的身体上,可保持皮肤的健美。

安神健体森林浴

森林在净化空气方面有很大作用。绿色树叶在阳光下发生光合作用,能吸收二氧化碳,释放氧气。据统计,1公顷阔叶林每天能吸收1000千克的二氧化碳,释放出750千克的氧气。因此在树林中散步、锻炼,吸进的空气特别清新,身体会获得充足的氧气,精神也感到格外愉快。

绿色植物为了保护自己免受细菌的侵袭,常散发出一种能杀菌的芳香气味,其中所含的有机物质对人体十分有益。这些有机物分为三类:单萜烯具有抗微生物,促进人体支气管和肾脏活动的功效;倍半萜具有抑制精神焦躁、调整内脏活动的作用;双萜有抗癌功能。

森林空气中还含有大量负离子,可促进人体的新陈代谢、降低血压和提高人体的免疫力。

树叶的绿色也比其他的颜色更有益于人类。绿色对大脑及神经系统、眼睛都有极大的好处。

健身祛病空气浴

空气浴是一种利用自然来健身和治疗疾病的方法。做法很简单,只要脱去衣服,置身于大自然中,就可以享受到空气的沐浴了。

空气浴通常在气温15～20℃中进行。这时包围体表的冷空气被人体加温。由于热空气分子运动较快,人体周围的热空气很快离开人体,新的冷空气又流向身体周围。这样循环往复,不断带走了人体的热量,同时也不断刺激神经,反射性地使体温调节功能活跃起来,提高机体对外界温度急剧变化的适应能力,从而增强对疾病的抵抗力。

坚持一段时间空气浴锻炼,便会觉得精神振奋、食欲增进、睡眠改善。另外,空气中的阴离子对中枢神经系统、呼吸系统、心血管系统和内分泌系统等都有良好作用。

空气浴的持续时间视健康状况、年龄、阳光强度及空气的温度、湿度、风速而定。开始锻炼一般以 5～8 分钟为宜,以后逐渐增加到 10～15 分钟。空气浴最好在阳光明媚的条件下结合日光浴进行。

尿不可忍,也不可强努

有尿即便,无尿不可强便,这是一条养生原则。有尿强忍而不排,或无尿时用力强排,都容易耗伤肾气。肾气耗伤,则足膝正气不足,容易发生足膝冷痛等疾病,不仅如此,经常憋尿或强尿,会使肾气窒塞不通,水液流行不畅,进而发生小便不通的疾病。

所以,排尿时,宜顺其自然,有尿即排,无尿也不能强求,这对身体是有益的。

多用左手可防脑卒中

日本医学家在一项调查研究中发现,在发生脑血管破裂出血卒中的人群中,有 60％以上的是右脑半球的微血管破裂出血。

为什么有较多的人右脑半球血管破裂出血呢?日本医学家认为,这与大多数人惯于使用右手有关。因此,这些医学专家建议,以使用右手为主的中老年人,平日应该尽可能多使用左手左脚,以便能够锻炼右边大脑半球,增强右大脑半球的血管及功能,这就可以减少发生脑血管破裂出血卒中的机会。左利者则应有意识地多使用右手右脚。

头高足低卧姿防心绞痛

老年人心绞痛表现的症状多不典型,以不稳定型心绞痛为常见,夜间发作多,特别要警惕晨起时由于心肌缺血而转为梗死及发生猝死。因此,防止心绞痛发作尤为重要。

据医学资料和临床分析:冠心病患者在夜间睡眠时采取头高

足低姿势,这样可以减少甚至消除心绞痛发作(一般床头比床尾高出 20~25 厘米)。但必须注意的是,如仅抬高床的上半部是无效的。采取头高足低这样的睡眠姿势可减少回心血量,使心脏减轻负担。

苹果香味能减轻心理压抑

美国耶鲁大学与国际香料公司的科学家经过多次试验,发现在所有的气味中,苹果味对人的心理影响最大,它可以明显地减轻心理上的压抑感。临床使用也证明,精神压抑症患者经过嗅苹果香味的治疗后,心情大为好转,精神变得轻松愉快。

美容防病仰卧好

美容专家指出,真正能减少皱纹的并不是化妆品,而是科学的睡眠姿势——仰卧。当人体仰卧时,面部肌肉可获得最大限度的松弛,血液循环不受任何压抑,面部皮肤能得到最好的营养供应。因而血氧充足,颜色红润。

对于中老年人,仰卧还具有防病意义。据国内一项 2000 例脑卒中患者的调查发现,侧卧是促成中老年人脑血栓形成的重要因素之一,而仰卧则可避免血栓形成,防止脑卒中。不过,有睡眠呼吸暂停综合征等睡眠障碍的老年人除外,他们不宜仰卧,否则会诱发窒息发作。

单足站立可防痔疮

日本医学家发现跛足者极少患痔疮,何以如此呢? 这是由于跛脚者走路时姿势特殊,靠臀部肌肉出力。臀部肌肉一张一弛,促进肛门周围的血液循环流畅,减轻痔静脉丛内的压力,以利预防痔疮。

可以在候车或乘汽车或打电话时单足站立,站累后再轮换,还有人模仿跛脚走路,或进行单脚跳运动来治疗痔疮。据临床观察,如果每天坚持单脚跳运动 20 分钟的话,一般半个月以后,痔疮会有不同程度的减轻。

跳绳可以健脑

日本自治医科大学宫本思雄教授通过研究,证实了中医学认为跳绳可以健脑的说法,肯定跳绳对活跃大脑作用很大。跳绳时呼吸加深,不仅使胸、背、腰、膈肌都参加活动,而且全身都得进行综合控制,这就使得大脑也充分不停地运动。同时,手握绳头不断旋转,可刺激拇指穴位,对垂体产生作用,进而增加脑神经细胞的活力。

打乒乓球有助于恢复视力

打乒乓球也可以很好地帮助恢复视力。这是因为,在打乒乓球时,眼睛以乒乓球为目标,不停地进行远、近、上、下、左、右的调节和运动,不仅促使睫状肌舒张和收缩,而且眼外肌也在不断地调节和舒缩,这样就大大促进了眼球组织的血液供应和代谢,有效地改善了睫状肌的功能。

运指可健脑

国外最新研究发现,通过活动手指,给脑细胞以直接刺激,对健脑是有益的。

运指健脑的简易方法是:两手 10 指从前发际到后发际做"梳头"动作 36 次,然后用拇指按在两侧太阳穴上,其余 4 指按住头顶,从上而下,再由下而上做直线按摩 36 次。最后,两拇指分别在太阳穴用较强的力量做旋转运动,先顺时针方向转 36 次,再逆时针方向转 36 次。宜在每日早、晚各练一次。

除此之外,还可多做以下活动,如练习书法、打算盘(珠算)、弹钢琴、玩健身球、揉捏核桃、用小刀削铅笔、拼装小型塑料模型和摆弄小玩具等。

游泳能预防心血管疾病

游泳时,水对人体能起到一种按摩作用,有利于血液循环;其次,游泳运动一般比较均衡缓慢,对于心脏的工作极为有利。另外,冷水刺激皮肤会使血管急剧收缩,稍后不久皮肤血管又会扩张,这一缩一张,使全身血管得到了很好的锻炼,医学上称这种现象为"血管体操"。

经常参加游泳运动的人,不仅增强了血管的弹性,还能使供应心脏血液的血管分支增加,供血增多,从而对预防心血管疾病起到积极的作用。

雾霾天不宜长跑

雾由无数微小的水珠组成,这些水珠中含有大量的尘埃、病原微生物等有害物质;霾由空气中的灰尘、硫酸、硝酸、有机碳氢化合物等粒子组成。雾和霾均能使大气浑浊、视野模糊,并导致能见度恶化。如在雾霾天进行锻炼,由于呼吸量增加,势必会吸入更多的有毒物质,影响氧的供给,引起胸闷、呼吸困难等症状,严重者还会引起鼻炎、肺炎、气管炎、结膜炎及其他病症。因此,不宜在雾霾天跑步。

怎样防止晕车、晕船

有些人乘车、乘船会头晕目眩、恶心、呕吐,甚至冷汗淋漓、面色苍白。这是因为这些人内耳中调节人体位置平衡的内庭器官过分敏感,忍受不了较长时间的车船颠簸和动荡。此外,柴油、汽油等对嗅觉器官的恶性刺激,以及疲劳、空气污浊、睡眠不良等均可成为诱发因素。那么应该怎样防治呢?

(1)在上车、船之前不要吃得过饱,过饱容易造成胃部不适,引起恶心、呕吐,但也不能太饿,太饿造成低血糖也会出现头晕、出汗等症状。

（2）乘车、船时尽可能选择前排的座位，以减缓颠簸。

（3）尽量不去看窗外那些晃动飞逝的景物，以免眼花缭乱，引起眩晕不适。

（4）经常开窗通风，以减少不良刺激。

（5）随身带几块鲜姜片，在上车、船前可口含鲜姜2片，这样晕车、晕船现象就能大大减轻。

（6）可预先服用一些治疗晕车、晕船的药物，如晕动片（苯巴比妥、东莨菪碱）等。

旅游失眠怎么办

由于旅游中生活规律被打乱、居住环境更改、白天旅途的见闻令大脑兴奋等，都可能引起失眠。

可以尝试以下办法解决旅游中的失眠：①睡前不要喝茶、吸烟；②尽量让被褥的厚薄、枕头的高低与自己平时所习惯的相似；③洗温水澡或用热水泡脚。这些都能促进睡眠。

一旦失眠，要尽力保持情绪稳定。越焦躁越不易入睡，要尽量找一个舒适的姿势，令全身肌肉放松，思绪平静，慢慢培养睡意，直至感到眼皮沉重而自然入睡。另外，服用催眠药也是办法之一。常用的药有艾司唑仑片等，每次1～2片，睡前服用。但是，旅行中的失眠并非病态，不到不得已时最好不要以服药来帮助入睡。

乘飞机常见小毛病的处理

乘飞机常见的小毛病及其处理方法如下。

（1）耳痛、耳鸣：可咀嚼口香糖或吃些食物，或饮水或用力吞口水。

（2）晕机：可以事先吃晕动片或话梅、酸姜等。一般晕机的情况只出现在飞机起飞的初期，起飞一段时间后或飞机飞到特定的高度时，晕机的情况会自然消失。防止晕机的心得是，出门上机前的2小时，切勿吃得太饱。

(3)腰酸背痛、疲劳:紧闭双眼,做深呼吸。用鼻孔吸气、嘴呼气,接着做一系列分解运动,握拳、张开;肩、胸、腹、臀部、大小腿也同样做紧张、放松的交替运动。为减轻乘坐飞机时身体前倾造成的腰酸背痛,可在1小时内做一次双膝并拢(时间1分钟),再用双手将右膝抱起贴近胸部,坚持10分钟后放松,再换左膝,重复3次。要适当饮用茶水和果汁,防止身体失水过多。在飞行过程中可每小时喝一杯水,尽量少饮咖啡和含醇饮料。

美容护肤小窍门

使面容变得红润的妙法

女性由于生理上的特点,缺铁的较多,这是部分女性贫血的根源。为了防止贫血,保持您的面容红润,请试一下以下的方法。

(1)动物性食物和植物性食物搭配食用,不可偏食。

(2)多食含铁丰富而又易于吸收利用的食物,如动物肝脏、猪瘦肉、牛肉、鱼、虾、海带、紫菜、黑木耳、西红柿、大豆、桃子、香蕉、大枣粥、菠菜粥等。值得一提的是动物血(猪血、鸡血)价廉物美,是治疗缺铁性贫血的佳品。

(3)不要长期喝浓茶,茶叶中的鞣酸可干扰体内对铁的吸收利用。饭后吃一些水果,如柑、橘之类,可帮助肠道吸收铁。

(4)炒菜时,最好用铁锅,以增加铁的来源。

保持面部皮肤柔嫩的妙法

从皮肤生理来讲,要保持皮肤的活力,使之滋润柔软,必须改善皮下血液循环。所以进行皮肤按摩是一种很好的美容妙法。

按摩时,用双手示指、中指和环指的中节,从前额中到太阳穴,从鼻梁到鬓角,从口角到耳壳,从腭到耳垂轻轻按摩,穿插揉搓。在起皱纹处,需加做纵横按摩。按摩前最好在面部搽上营养冷霜或乳液,以免皮肤损伤。每次做 5 分钟,坚持天天做,一个月后会有所起色。

按摩可使皮肤温度升高,血液畅通、代谢旺盛,皮肤的附属器官,如皮脂腺、汗腺、毛囊等得以发挥正常功能,使皮肤更滋润,毛发生长更旺盛。同时还要注意加强全身营养,多开展体育活动,保持良好精神状态。只有这样,皮肤才能保持健美。

防止脸部生皱纹的妙法

要减少人的面部皱纹的形成,在日常生活中应该注意如下几方面。

1. 防止皮肤表面干燥 血液循环不畅,水分或脂肪分泌过少,易使皮肤干燥而生皱纹。用美容的油膏或乳液保护皮肤,可减少水分蒸发,维持适当的水分。特别是刮冷风的秋季,每当外出回家后,一定要洗脸洗手,然后涂上面油以补充水分和脂肪。

2. 防止过量的紫外线照射 常照太阳的人,应该经常用油膏之类涂抹皮肤,防晒膏效果最佳。

3. 保持足够睡眠 睡眠不足,皮肤细胞的种种调整活动会受到阻碍。熬夜对皮肤保健是一大害,熬夜之后用手摸摸脸,会感到它表面发木,这时最好洗个脸,涂一点乳液,做一次脸部按摩,好好睡一觉。

4. 防止过分刺激 香烟、咖啡和过辣、过咸的食物,会增加肾脏和肝脏负担,成为皮肤老化的原因。吸烟者要戒烟(况且香烟的害处不只对皮肤有害),平时饮食要清淡,酒和咖啡之类不要过量。长期过量喝酒的人,中年后格外容易见老。

5. 保持平静恬淡的情绪 常人说,愁能催人老,躁易促人衰。极乐、极怒和烦躁、发牢骚等情绪激动,是人生难免的,但不要因小事而常常激动,经常保持平静恬淡的情绪是必要的。况且安静不仅可以使我们集中精神工作,还是一种养身之道。清心寡欲,平和恬淡,知足常乐,会使人不老。

面部皮肤的保养妙法

面部皮肤主要靠保养。只要措施得宜,各种皮肤(一般分为油性、干性、混合型)的老化均可延缓,从而保持皮肤的丰润柔嫩。

(1)洗脸要科学。现在人们一般都直接采用自来水盥洗,殊不知自来水中的氟和漂白粉对皮肤会产生不良影响。所以,应该用煮沸了的自来水为宜。至于香皂,除了晚上以外,其他时间不宜多用,而且它仅适用于油性皮肤的人,切忌用普通肥皂洗脸,它碱性过强,会损伤皮肤。

(2)皮肤干燥的人应常用经过灭菌消毒的葵花子油、橄榄油、棉子油等植物油搽脸,具体做法是:将化妆(美容)纸蘸上少许温度适中的植物油搽脸(额部由中间向两边搽,面颊部向下斜搽,眼睑由外向内搽),3~4分钟后,用蘸有温开水的棉签擦去未被吸收的植物油。每天1次,3次为1个疗程。

(3)牛奶是任何皮肤都适用的驻颜佳品,它含有丰富的维生素和多种营养物质,可使爱美的人玉肤冰肌,显示出青春的魅力。当然,牛奶也不可滥用,将1/4的牛奶和3/4的开水掺兑调匀即可。被高加索人称为延年添寿之饮料的酸奶,也是一种不可多得的美容上品。它和鲜奶一样可用于搽脸,酸奶对消除雀斑有奇效,可使皮肤白皙。

(4)燕麦花可使皮肤光滑润泽。取一匙已切碎剁烂的燕麦花,用温开水调成糊状,然后轻轻搽于脸部,5分钟后用温开水洗去。此法适用于干性皮肤。对于油脂型皮肤,可加入少许食用碱。

(5)瓜果蔬菜也是美化姿容的良品,夏季尤宜。当今一些影视明星对瓜果蔬菜美容法十分推崇。

防止脸颊松塌的妙法

老年人皮肤干燥松弛,这是因为水分不足的缘故,年轻人如果脂肪过多,脸颊也会松塌下来,就像虎头犬那样,到那地步就难以收拾了。

舞台演员或歌手,虽然年纪大了,但皮肤仍然有光泽,不会松弛,那是因为他们经常嘴张得很大,刺激面颊和下巴的肌肉,使之结实,而消除多余的脂肪。

按摩面颊、下巴、脖子或张大嘴巴,都很有效,喜欢唱歌的人如果边唱边按摩效果更好。

消除皱纹的妙法

合理的保养可以推迟皱纹的出现,那么有了皱纹可不可以消除呢?医学的发展告诉人们:这是可以做到的,而且方法还不少。下面介绍消除皱纹的妙法。

1.*食物疗法* 含有丰富维生素 A 的动物肝脏、鲜虾、胡萝卜等,可以帮助人润泽皮肤;吃些含 B 族维生素多的花生仁、糙米、豆腐、蔬菜,以及含氨基酸的优质蛋白质如鲜鱼、鸡肉、猪肉、牛肉等,均有平展面部皱纹的作用。

2.*药物疗法* 近几年研究人员发现,猪皮内所含的胶原蛋白质为猪肉的 2.5 倍,有极高的营养价值,从猪皮中提炼而成的“胶原注射液”可以直接注射于皱纹处的皮下,同时服用维生素 C,是消除皮肤皱纹的新疗法。迄今美国已有 15 万人接受了这一疗法,均获得较好的效果。

3.*耳针疗法* 这是根据中医针灸的理论,在耳朵的“心”穴上扎一根短针,用胶布固定起来,一个星期后取下。此法能促进血液循环,调节血管弹性,使面部肌肉多获营养而显出红润和光泽,并能使原有的皱纹逐渐消失。

4.*按摩疗法* 即对面部进行自我按摩。方法是先把手掌搓热,从额头沿眼眶到面颊,最后至下巴,轻轻按摩 30 多次,至颜面发热为止。每周坚持 2~3 次,也可取得面部防皱消纹的效果。

5.*激光疗法* 就是首先用电子仪器测出皮下神经末梢的电位差(即失去的能量),然后用除皱仪确定每条皱纹周围的神经末梢部位,再通过激光多次照射,使皱沟纤化,将凹处重新填平。用这种方法可以消除粗条皱纹。

睡眠是最好的美容法

也许您早已注意到了，劳累一天后不仅是人感到疲倦，而且人的皮肤看起来也失去了不少光泽，显得暗淡松弛；而每天清晨梳洗之后，皮肤总显得饱满润泽。这是因为有正常睡眠之缘故。

当人睡眠充足的时候，皮肤就会呈现光泽，但也不是说，凡是睡足 8 小时就一定如此。对于保养容颜的女性来说，晚上 11 时至次日 4 时，这一段时间尤为重要，必须睡得很甜才好。这一段时间的熟睡，对于肌肤的保养是十分宝贵的。正因为如此，美容行家才说：美肤在夜晚诞生。

睡眠充足对皮肤比任何化妆品都要好，这对中年女性尤其重要。因为人到中年往往是劳动最多的时候，况且女性到了中年是皮肤变化最大的时期。对于过度疲劳与睡眠不足是必须避免的，否则长期疲劳会使皮肤失去光泽而老化，使其平添许多皱纹。

因此，爱美的使者，在使用各种美容化妆品的同时，更应该注意多使用睡眠美容妙法来保持白嫩柔美的面容和肌肤。

冷水洗脸美容法

冷水洗脸的锻炼方法是：用双手或毛巾反复地捧水在面部反复摩擦，使面部先感觉冷而后到感觉发热，最后将面部擦干。有人用另一种方法，即用冷水毛巾摩擦面部后，先深吸一口气，将脸部浸在冷水盆内，在水中呼气，让呼出气泡在鼻部周围翻腾。呼气终了，将脸部离开水面再吸气，脸部再入水中呼气，如此反复多次，使气泡对脸部进行按摩。

防止眼角皱纹的妙法

经常做眼睛保健操，是防止眼角皱纹的最好措施。因为眼睛周围的肌肉经常处于消极无为的状态，它在逐渐衰弱，必须借助体操来增强这部分肌肉的锻炼。

1. **转动**　闭上眼睛,眼球从左往上、往右、往下转动一周。然后向相反方向转动一周。各转动 4 次。

2. **上下转眼**　闭上眼睛,向上再向下转动眼球。重复 8 次。

3. **眨眼**　双眼直视前方,快速眨眼 30 秒钟,一动不动地凝视前方 30 秒钟,重复 3 次。

4. **斜视**　眼睛按 V 字形转动,向左—上—右看,然后向右—下—左看;接着,再向左—下—右看,然后向右—上—左看。如此重复 7~8 次。

此外,也可往眼皮上抹营养霜,但应特别小心。可先将营养霜涂在手指上,抹匀,然后拍在眼皮上。注意拍时眼睛应闭上,千万不要方向相反,否则皱纹会越来越多。如果能用浓茶水熏蒸一下眼睛,可使您的眼睛明亮,皱纹舒展。

防止嘴唇粗糙干裂妙法

人的嘴唇上没有皮脂腺,所以,特别容易粗糙、干裂。需要不时地从外部补充油分,以保持唇部的湿润,如涂润唇膏等。涂口红也是一种补充油质、保持嘴唇湿润的措施。有人有舔嘴唇的习惯,这会成为嘴唇粗糙的原因,要戒掉这个不良习惯。喝咖啡、吸烟都容易使嘴唇发干,所以,为了保持嘴唇的美丽、润泽,最好不吸烟。咖啡爱好者也要注意及时涂润唇膏。夜晚就寝前,要把口红彻底擦掉,再涂上润唇膏,并经常坚持做唇部按摩。

户外护肤妙法

风和日丽也会使皮肤干燥,以致面部过早地布满皱纹,户外工作的人更应注意保护皮肤。

为了预防皮肤干燥,避免细小灰尘进入汗孔,洗脸后要稍微涂些润肤霜。工作中不要用手摸和用冷水洗发热的脸。回家后,尽可能用温水洗脸,擦干后再涂上少许酸牛奶。出汗较多的人可用西红柿或水果汁搽脸,效果也很好。为了使皮肤分泌通畅,夜间不要涂抹润肤霜。干性皮肤者,可用温热的植物油轻轻地搽脸。如果皮肤发红和刺痒,切勿用凡士林或其他油膏搽脸,可轻轻抹上一点马铃薯粉。

头发的合适长度

头发的长度最好是稍过耳朵,这样既不失于美,又对健康有利。

从外形看,长发在某种程度上,确实增加了一种飘洒、秀逸的风度,尤其是女性。但是,科学家发现,头发长不见得具有"科学美",特别是蓄发愈长,美的反向性愈大。他们对人的头发从生长到死亡做了反复实验,发现头发中含有近百种人体所必需的营养成分。头发短一些,相对而言,可以少消耗人体的生理营养,从而增长智力;反之,头发越长,消耗的营养越多。何况头发愈长,洗涤的次数愈加频繁,既费钱,又费时、费力。因此,不要留过长的头发。

高明的梳发技巧

(1)须使用干净的梳子。不干净的发梳可用洗头水洗净后,横置晾干后再用。

(2)早晨需梳百次左右。由前向后,由后向前,向左向右,再由右向左的顺序,一面摆动面孔,一面梳发。如果使用两把发刷的话,不但能够节省时间,且可有韵律地梳发。

(3)梳发时,需要稍微用力,务使发刷能达到头皮,梳发的要领是以手腕动。

(4)洗发前的梳发,能够解决头发打结。

护发的妙法

1. 要保持富有营养的合理饮食　如果饮食不合理,头发就会受到损害。饮食合理指的是饮食中维生素和矿物质含量丰富,饱和脂肪含量低。为此,要多吃水果、蔬菜和必需的蛋白质(如鱼、家禽、瘦肉等)。

2. **锻炼身体** 定期锻炼是放松精神的最好方式。

3. **洗发** 为除去头上的灰尘、污垢、汗渍,理想的方法是用温水淋浴。洗头发宜用没有添加剂的软性洗发剂。洗发剂刺激性越小,对头发的保护就越好。洗头发时,先把头发打湿,然后用少许洗发剂均匀地涂在头发上,再用手指(不要用指甲),从前向后搓揉几分钟,使整个头发浸透洗发剂。

4. **使用专用的护发剂** 头发洗净后,根据头发的不同情况(干燥、正常或油腻)选用护发剂。将头发从前向后分开,涂上护发剂。上护发剂时,要涂抹完全,尤其应注意头发的两端。1分钟后(或遵照使用说明),再用清水冲洗干净。最后用干的厚毛巾轻轻拍打头发以吸除水分,避免用毛巾揉擦。

5. **让头发自然干燥** 如果要赶时间,应使用功率低、喷口大的电吹风。电吹风喷口距头发15厘米以外,均匀移动,尽量不要在头发的某一部位停留。如果使用帽盖式吹风,应在头发烘干前10分钟将旋钮转至低温区。

6. **头发潮湿时不要梳头** 因为这很容易折断头发。梳头宜用梳齿圆滑、间距较宽的梳子,从发根部梳起,以激发头皮的活力。

7. **擦发** 每天早晚用梳刷擦头发几次,也是一种清洁方法。空气中有许多灰尘和细菌,附在头发上与皮脂腺混合在一起,便会成为头屑和污垢,这些不但有碍美观,且会造成脱发。每天早晚用刷子轻柔地擦头发3分钟,100次左右,这是保持秀发柔美润泽的好方法。擦法能对头皮造成轻度刺激,使血液畅通,促进新陈代谢,保持活泼的生机,皮脂得以充分分泌。

8. **按摩** 每天应按摩头皮1次,按摩头皮可以刺激毛发血管及毛囊,它有助头发的生长和调节头皮的分泌,并对油性和干性皮肤有治疗作用。

9. **避免损伤头皮** 不适当地对待头发,意味着潜在损害。如果要着色、烫发、卷发或整型,须仔细根据各种使用方法指南去做。除非头发处于良好状况,两次烫发间隔时间不应少于 3 个月。使用卷发筒或发夹时,应注意避免拉落头发。此外,马尾型、垂落型及其他一些容易从头发上拉落头发的发型,都是导致头发减少的原因。为避免阳光直接照射头发,最好戴帽子或头巾。

清洗头发的妙法

几乎人人都会洗发,但未必人人都能正确运用不伤害头发而清洗头发的妙法。

首先是用舒适的热水。热水使头皮屑松动,也使头发有所伸展。冲洗宜用温水,较凉的水会使头发收缩,角质层重新平整。

洗发时洗发液要少用一些,将洗发液倒入手中。用手心揉开(不要直接倒入头发中),在弄湿的头发中搓揉,使起泡沫。揉搓时不可太用力,用力牵拉会伤害头发。并且,千万不要用指甲刮擦头皮,那样会影响您的发质。洗发时,只要用手指肚在头发上按摩一会儿就可以了。

揉搓好后一定要用大量温水将头发上污物同洗发液的混合物清洗干净。除非头发非常脏而油腻,洗发水只用一次即可。冲洗头发时,则应该多冲几次。头发冲洗干净后,应马上涂上护发素之类的保护用品。

维生素的美发妙用

平时多注意吃些富含 B 族维生素、维生素 C、维生素 E 的食物,会对美发大有好处。

1. B 族维生素与头发 专家说过,B 族维生素是美发的关键,但仅服用 B 族维生素中的某一种是不会达到预期目的的,因为只有全部 B 族维生素才具有头发所需要的多种营养成分。B 族维生素包括维生素 B_1、维生素 B_2、维生素 B_6、维生素 B_{12} 及叶酸等,这些 B 族维生素促进着秀发的生长,并使发茎有力和防止过早出现白发。

2.维生素 C 与头发 维生素 C 有助于细胞的再生。头发和皮肤看起来完全两样,但对皮肤有益或有害的物质,对头发也一样。血液的状况越好,它就越能有效地向头皮输送营养,而这一切都求助于维生素 C 的帮助。

3.维生素 E 与头发 人体内的维生素 E 有助于头发内部的血液循环,促进头发的生命力,并对头发起滋润作用,防止头发干燥和发脆。洗发以前,打开维生素 E 药丸,把它按摩在头皮和头发上会有很大收获。当然,这只是对于干性头发而言。

使眼睛炯炯有神的妙法

眼妆得当,使眼部富有立体感,增加自然美韵。然而,若眼睛保养不当,常使眼部失神无华或水肿眼袋,有损于容貌美观。补救无神之眼方法主要有以下几个方面。

(1)用捣碎的土豆糊剂,敷于眼外部,然后双目闭上 10 分钟,可使疲倦的双眼恢复神韵。

(2)将新茶或咖啡放在布袋中,冲入开水,趁热敷于眼部 10～15 分钟,可清除"黑眼圈"和水肿。

(3)睡前在眼睑上涂以芝麻油或橄榄油,有利于消除眼袋。

(4)用 5 克精盐溶于半杯温开水里,用手洗揉双眼,不仅能治疗眼痒及眼睛炎症,还可使双眼明亮有神。

创造新肌肤的刷脸法

一般人总是以为把一大堆的洗面奶泡沫涂抹在脸上,就可以把脸洗得干干净净。其实,这一种洗法是不够的。这里为你介绍巧妙的毛刷洗脸法。使用的毛刷必须是有很多细毛的较高级毛刷。

首先,以微温的水弄湿面孔,在手掌上倒洗面奶,使它产生泡沫后,使用毛刷把泡沫涂抹在脖子、发际、嘴边、下腭、脸颊、鼻子、额头等地方,轻轻地刷洗 5 次左右。鼻翼或眼睛周围等较小的部分,须将毛巾缠在指尖上,蘸泡沫予以清洁。然后以微温的水加以清洗,之后以水轻拍脸部。最后以毛巾将脸上的水擦拭干净。如果觉得皮肤干燥,则使用营养面霜作为油质薄膜,如此即可使你的皮肤滋润光滑。

沐浴护肤妙法

女性对自己的面部及身体各部位的皮肤都应加倍小心护理。

洗澡不仅能令人神经松弛,更可帮助护理肌肤,不妨试试以下几种特别配方的沐浴方法。

1.香橙浴 将两个橙子的汁挤到温暖的浴水里,躺在浴缸内浸泡 10 分钟。能使皮肤充分吸收维生素 C,结果会使皮肤更健康美丽。

2.干性皮肤浴 皮肤干燥的人多感到浑身瘙痒,不妨试一试将一杯醋倒进温水浴缸里,浸泡 10 分钟,将会收到令人满意的效果。

3.爽神浴 如果身体疲倦不愿起床,可试着在温水浴时加一匙蜂蜜,会令人精神一振,皮肤也非常光滑。

4.牛奶浴 要疗肤及爽肤,特别在又热又倦的时候,可以试一试用一杯全脂牛奶倒进洗澡水中,浸泡一会之后,能将毛孔收紧,产生一种舒服感觉。

油性皮肤保养妙法

油性皮肤的成因与遗传、年龄、内分泌、生活环境、气候、心理状态有关。例如父母是油性皮肤,子女也多为油性皮肤。这种皮肤还以南方人多见,且以男青年为主。

由于油性皮肤易长粉刺、暗疮,所以,保养的时候,首先要注意清洁皮肤,用 25℃左右的温水及去污力较强的洗面奶洗脸,每天 2～3 次,但不宜过多洗脸,否则,神经系统将促使皮脂腺加倍分泌油脂。此外,过多的擦洗也会导致皮肤红肿发炎。

清洗皮肤后,稍加按擦,即用调节皮脂分泌的收缩水涂在油脂多、毛孔大的部位,然后轻轻拍打,稍候,可涂上非油质的并有收皱作用的皮肤湿润剂。

对于油性皮肤的人来说,不宜浓妆艳抹,以防颗粒粗大的化妆品阻塞毛孔。有条件的每周可做 1～2 次对油性皮肤有良好收皱作用的薄荷营养漂白面膜,这种面膜可帮助清洁毛孔,吸去油脂,促进血液循环和新陈代谢。

干性皮肤防皱妙法

针对女性皮肤的特点是干性皮肤趋多,经不起外界寒冷或日光中紫外线的侵蚀,容易破裂和滋生皱纹等,美容专家建议职业女性使用天然护肤剂。所谓天然护肤剂乃指生活中经常接触到的新鲜果蔬食物,对皮肤有莫大裨益,不妨试一试。

1.番茄敷面剂 番茄含有丰富的 B 族维生素、维生素 C 和微量元素,对于白皙滋润皮肤有很好的效果。将新鲜番茄切成薄片,敷于洗净的脸部、颈部,闭上双目,静候 15 分钟,让番茄汁渗入皮肤。再用另外几片番茄按摩皮肤,之后用温水洗净。早晚各一次。令皮肤柔嫩光滑。

2.鸡蛋、蜂蜜、玫瑰水敷面剂 将 1 个鸡蛋黄、2 汤匙蛋白、1 汤匙蜂蜜、2 汤匙玫瑰水(玫瑰花浸泡液)充分混合调匀,敷在脸部 10～15 分钟,使其干燥,再以温水冲洗。最后搽些玉米油或杏仁油做润肤剂,每周 1 次,坚持数周对改善干燥起皱的皮肤有益。

3.香蕉敷面剂 将熟香蕉捣碎、按摩在脸部,躺下留置 20 分钟,然后用软纸巾轻轻揩去。将一层薄薄的油脂搽在脸上,油脂能渗入毛孔,恢复干枯之皮肤为滋润柔软,每周 1～2 次。

4.蛋黄、橄榄油敷面剂 用打好的蛋黄和橄榄油涂在脸部易起皱的眼尾、前额、嘴角、后颈等处,20 分钟后再涂上已打好的蛋白,留置 15 分钟,干后用温水清洗。每周 1 次,坚持 3 个月,对舒展细小皱纹有好处。

清洁皮肤妙法

清洁面部与日常洗脸不一样,洗脸只除去表面灰尘,而清洁面部则要求清除毛孔中的污物。

(1)先将面部用温水毛巾抹一遍,在面部(除眼、鼻、嘴、眉、发)敷上面膜。大约 20 分钟后,面膜干涸,把膜层由上向下撕离面部。不能撕下的碎膜用湿毛巾轻轻揩去。此法每周敷 1～2 次,不可经常敷用,以免损伤角质层。

(2)一般情况下用清洁霜,即用棉花球蘸取清洁霜均匀地抹在面、颈部。过 3～5 分钟后,用软纸巾或温湿毛巾,轻轻地擦去清洁霜(不作美容化妆时,可不必擦去)。

预防皮肤皱纹的妙法

(1)保持皮肤滋润。人体有 50％以上是水分,如果水分过少,皱纹就会随之出现,因此要供给身体足够的水分。同时也可以用最简单的办法直接补充水分,用一条湿毛巾盖在脸上,敷 10～15 分钟,使水分渗进皮肤,然后再搽润肤霜。经常坚持,可使皮肤保持滋润。此外,用冷暖水轮流洗脸也可使面色红润,减少皱纹。

(2)面部表情不宜太多。有些女性喜欢做面部大动作来表达自己的感情,如皱眉、挤眼、耸鼻、嘟嘴等,一旦习惯了,就易形成面部皱纹。

(3)节食减肥不宜过分。节食减肥过分,会造成未老先衰。因为突然减少营养,不仅减去脂肪、水分,同时肌肉也会收缩并缺乏弹性,皱纹也就会随之增加。

(4)戒烟有利于减缓皱纹的形成。吸烟的女性皱纹出现得较早。尼古丁能引起毛细血管收缩,导致血液循环不佳,因而长期吸烟者,肤色容易变黄或变灰黑。

(5)睡觉时,尽可能仰卧。因为枕头和床垫可使脸部出现皱纹。

(6)使用润滑剂。干燥的皮肤会显得皱纹增多,润滑剂虽不会消除皱纹,但可使皱纹不显眼。

(7)夏天出门要涂少许防晒油,防止日光引起的皱纹。

润滑洁白皮肤的妙法

(1)喝剩下的酒虽然已没有什么滋味,但对皮肤却有好处,用来揉搓面部可润滑皮肤。

(2)把柠檬片放入酒内浸泡一夜,第二天用来洗面,皮肤会变得光滑。

(3)粗糙的皮肤可用煮过的菠萝汁洗擦,这样不仅能清洁滋润皮肤,还可以防止痤疮。

(4)将晒干的玫瑰花浸泡在热水里,使之逐渐恢复自然状态,再滴上几滴橄榄油用来敷面,皮肤就会显得光滑润泽。

(5)晒过的皮肤易出现斑点,若将牛奶敷在脸上轻轻按一下,即可使皮肤收缩,再用柠檬片敷面,一周后斑点会逐渐变淡。要使斑点消除,可再用黄瓜捣碎拌上藕粉、蜂蜜敷面几次,便可奏效。

(6)用西红柿的汁加一些蜂蜜,轻轻抹在脸上,也可以使皮肤变得洁白细嫩。

(7)先打一盆冷水,然后将脸浸入水中,如此数次。再用手在脸上均匀地揉搓(抹上香皂亦可)直到脸发热为止。用毛巾擦干,再搽上稍微干燥的油脂,长期坚持,粗糙的皮肤就会变得光洁白净。

化妆品小常识

(1)使用适合自己肌肤的化妆品。皮肤有油性、干糙性和中性肌肤3种。假如自己不太清楚的话,最好与化妆品店的美容技师商量。年轻的女孩,千万勿乱用自己妈妈的化妆品。因为使用不合年龄的化妆品,有时反而会给皮肤带来灾害。

（2）当肌肤出现问题时，须立即停止使用化妆品。像青春痘、肿疱、晒伤的皮肤不可使用化妆品。先治好发炎的地方才是要紧的。

（3）正确使用化妆品，比如拿清洁面霜当作按摩面霜使用的话，当然收不到效果。

（4）使用量必须适宜，过少与过量都不好。尤其是洗发液过多的时候，会伤害头发。

（5）依据季节而使用。因为夏季的肌肤与冬季有极大的差异，不能使用同样的化妆品。但是由于空调的普遍使用，有引起肌肤过度干燥的现象。请勿使肌肤过于干燥。

自制美容润肤膏

为了保存人体表皮里的水分或阻止表皮水分蒸发，可以试着自制下面这些非常简便的膏脂。早、晚各搽一次。

1. 甘油淀粉　甘油 30 毫升，水 10 毫升，淀粉 10 克，打匀（就像在碗中打鸡蛋一样）。

2. 甜杏仁油蜡膏　白蜡 130 克，甜杏仁油 530 毫升，硼砂 5 克，玫瑰花水（玫瑰花泡液即可）330 毫升。先把白蜡和甜杏仁油慢慢加热，然后缓缓加入玫瑰花水和硼砂。

3. 蓖麻油花生油霜　白蜡 8 克，花生油 55 毫升，清水 20 毫升，蓖麻油 5 毫升。将白蜡和花生油加热搅拌，然后加入清水，打匀即可。

4. 柑橘花霜　干性皮肤可使用柑橘花霜。白蜡 4 克，甜杏仁油 20 毫升，柑橘花泡液 10 毫升（可以洗干净的柑橘皮代替）。先把甜杏仁油、白蜡加热，并不断搅拌，然后加入柑橘花泡液。

5. 其他　如果您经常感觉皮肤发紧，那么可用滑石粉 20 克、氧化锌 20 克、甜杏仁油 10 毫升一同搅拌，制成软膏涂搽。

使手柔嫩健美的妙法

使手柔嫩健美的方法有两种。第一种方法,将两手背互相搓揉,使其干燥,用洗手液洗手后用清水冲洗,擦干,然后浸入适热盐水中5～6分钟,擦干,再浸入适热橄榄油液中使劲慢揉5～10分钟。用洗手液轻轻洗手,然后用热水冲洗干净,再用蘸油纸擦抹双手。半小时后再用榛子油按摩,剩余的油涂抹在手上。12小时后双手将变得异常柔软细嫩。

这种方法可以先每周做3～4次,以后可每周1～2次便可以保持双手光滑柔嫩。如没有榛子油,可用核桃油、熟猪油及凡士林代替。

还有一种办法,就是用一只手的拇指指腹对另一只手的关节,依次进行按摩,如此双手轮换按摩。另外可以将手指一曲一张地反复动作,使指关节不断地活动。这种方法简便易行,无论是看书、看电视或是与人谈话时,都可以同时进行这种手指按摩和手指操,长期坚持,可使您的手指灵活、健美。

手部的美化妙法

女性一般比较重视面部的美容,因为白皙光滑的颜容总是吸引人的,然而,她们却往往忽视了手部的美化。其实,手在美容中的地位是不可忽视的。每当迎客送宾或赠受礼物时,纤美双手常常会给人留下深刻美好的印象,因此,在日常生活中,要从以下几方面注意保护手。

1. 洗手有讲究　一般以温水洗手为宜。过冷或过热的水会刺激肌肤,日后会使皮肤早衰。洗衣时,肥皂和洗衣粉的碱性很高,pH达10以上,最易使皮肤粗糙和产生皱纹。故接触洗衣粉后的双手,要及时在手上涂抹香脂(或冷霜)。

2. 常搽营养霜　从事油腻工作或常接触肮脏物品的女性,事前应在手部搽些凡士林或冷霜。这样不仅可避免污秽物侵入毛孔,事后也比较容易清洗。

3. 涂食醋 若发现手部皮肤比较黝黑时,可用上好的食醋搓洗双手,每天 2 次,再用清水漂洗干净。一段时间后,双手即会变得洁白柔嫩。

4. 冬天护手 冬天入睡前,若觉得手的皮肤有粗糙感,无光泽,可用温的食盐水(500 毫升温水加一匙盐)加数滴甘油或放一小片香皂,将手浸入水中约 10 分钟。坚持每天 1 次,1 周后可令手皮肤变光滑。事后不要忘记每天搽些冷霜或营养霜。

5. 下厨后的洗手 厨房中接触的油腻,别嫌弃它们,油脂中含有多种维生素和氨基酸,是皮肤的天然"益友"。烹饪间隙,用蘸满油腻的抹布涂搽手背、手腕或手掌,待烹饪结束后,再用洗手液洗净。久而久之,双手会显得光滑柔润。

6. 手的锻炼 根据自己的生理条件,持之以恒地做手的运动,可以使您的手雅观而动人。方法:①握紧拳头,然后把手指一个一个地伸开,尽量往后伸,使手指变为扇形。②用一只手逐一地按摩另一只手的每一个手指,两手交换按摩。③手腕放松,五指松开,上下甩动,或在桌面上像打字或弹钢琴一样做动作。

7. 握手姿态 与亲朋握手时,不要屈肘(屈肘会呈现一种僵硬的姿势),尽量把手和臂向前伸展。以手腕作助动力,然后把手掌转过来,轻柔地握捏对方的手。注意要轻松自然,面带笑容,这种握手显得温文尔雅且富有情感。

如果注意了以上这些手的美化方法,那么手一定会变得柔嫩、光滑、漂亮。

食醋美容妙法

食醋在护肤及美容方面有独到之处,是古今中外传统的保健品和护肤剂。

简便的食醋美容方法如下。

(1)取新鲜鸡蛋 10 只,洗净晾干,以 500 毫升香醋浸 1 周使其软化,然后剥取蛋白和蛋黄,研碎后搅入醋液。每天服1匙醋蛋液,对高血压等症有一定功效,常饮能使颜面红润光华。

(2)用黄瓜、南瓜、胡萝卜、白菜、卷心菜各适量,洗净切片,盐腌6小时后,以食醋凉拌佐餐,可减淡面部色素沉着,防治"青春痘"(粉刺)。

(3)新黄豆250克,以醋浸半月后,每天取10粒嚼食,有降低胆固醇、改善肝功能等作用,并可使皮肤柔嫩、色素减淡。

(4)用薏苡仁250克,浸入500毫升香醋中,密贮10天后启封,每日取饮醋液一汤匙,能改善皮肤粗糙晦暗等症。

(5)以白术适量,在香醋中浸数日,于每天洗脸后,取醋渍白术涂搽面部,有雀斑者,可使其减淡、消除。

(6)洗脸时在清水里加1匙食醋,日久可使皮肤显得白皙、柔嫩。

(7)洗发后,将头发用含少量醋的温水漂洗一下,隔20分钟后再用清水冲洗,可使枯槁无华的头发变得光润柔滑。

维生素E的美容妙法

维生素E具有恢复生殖能力和医治不育症的功能,因此维生素E最初被称作"生育酚"。然而,当今医学发现,维生素E的重要作用还在于它有抗衰老和防皱的功效。维生素E同人的衰老现象有密切关系。衰老原因虽然众说纷纭,然而对于过氧化类脂导致人体老化的重要因素这一点,还不曾有人否认过。过氧化类脂是一种毒性很强的物质,在身体中能破坏红细胞,使血液凝固而影响血液流通,造成动脉硬化,并损害肝脏,以致衰老。

而维生素E恰有抑制这种氧化现象和减低血液中过氧化类脂含量的作用。维生素E对女性生理和胸围的发育有一定功效,更能延缓细胞新生强健,皮肤弹性纤维趋于正常。当维生素E缺乏时,女性会出现急速的老化现象,皱纹便出现了。所以适当补充维生素E,可使肌肤变得柔软,使得小皱纹消除,逐渐向"返老还童"的趋向发展。

成人每日需要维生素 E 10～30 毫克。平时,多吃维生素 E 含量较高的食品,如蛋黄、牛奶、麦芽、花生、芝麻、菠菜、大豆、玉米等,即可保证维生素 E 的供应。

素食养生美容妙法

素食不仅是长寿的重要养身之道,而且还可以美容。多吃蔬菜、植物脂肪,可以使皮肤光滑,这是因为蔬菜含的碱性物质和维生素,能调节血液和汗腺的代谢功能,加强皮肤的营养。素食还能使人保持头发的乌亮和柔润。碘是预防头发干燥、使头发富于光泽的重要元素,在海带、紫菜里就含有丰富的碘。素食又是血管的保健员,动物脂肪吃多了,血液的黏性加强,胆固醇增多,特别是老年人容易引起动脉硬化。如果多吃植物脂肪,就可避免这种弊病。

素食优点甚多,但也不必完全不吃肉类,关键在于合理搭配。总之,这也是一种养身美容的妙法。

瓜果敷面美容妙法

根据营养学家分析,蔬菜、水果、鸡蛋中含有大量维生素 C、各种糖类及氨基酸等营养素,而这些都是健美皮肤不可缺少的要素,用作敷面,能使皮肤娇嫩光滑,减少皱纹产生,是一种既有效,又经济实惠的美容方法。

1.香蕉敷面法　将去皮的半只香蕉揉碎,用手指蘸着涂于面部,20 分钟后,用少量水洗净。这种方法适合任何一种皮肤,一星期做 2～3 次效果最好。

2.草莓敷面法　将 3～5 个草莓弄碎,加入一汤匙蜂蜜搅成糊状;洗净脸后涂于面部,20 分钟后再用干净的脱脂棉拭净。这种方法适用于干性皮肤。

3.黄瓜敷面法　新鲜青黄瓜去皮,切片后,立即一片一片贴在刚洗净的脸上,再用手指轻轻按黄瓜片,以不脱落为好,20 分钟后揭下。经常敷用,可供给皮肤营养,而使其嫩滑细腻。

4.李子敷面法　用 6 个李子煮透后摊凉压烘,再用 1 汤匙杏仁油拌匀即可按常法敷面。适合油性及有粉刺的皮肤。

5.甜梨敷面法　用一梨压成浆后,与半汤匙柠檬汁调成敷面料,适合中性或混合性皮肤。

中药花粉美容妙法

据记载,在慈禧的美容秘方中,有中药和花粉汁液及动植物脂油混制而成的面脂,侍女小心地搽在她的面部,稍等片刻,用极软的毛巾轻轻地从面部揩去。然后再进行一天的美容化妆。据考证,不少中药里有活血、促进新陈代谢、减缓皮肤衰老的有用的物质,如白及、红花、当归等。花粉液主要用玫瑰花浸在酒中(实际是花粉的提取液),含丰富的蛋白质和微量元素,最适宜皮肤滋养。爱美的女性,不妨也采用慈禧的这种美容秘方试一试。

头皮屑过多的处理妙法

有的人头屑过多,每天梳头像炒米粉一样的梳下来。其原因是性激素分泌异常,使头发与皮脂腺分泌液混在一起,头发干燥后就变成皮屑。

除去头屑的方法有多种。

1. 化学法　应用除头皮屑的香水头发油,通过头发药剂的化学作用除去头皮屑,或防止头皮屑生得太多。

2. 物理方法　就是把植物性油剂温热,搽入头皮进行按摩,使头屑减少。

3. 勤梳勤洗　洗发时使用洗发剂定期洗发,有控制皮脂分泌、防止头屑增多、抑制细菌繁殖等功能。头发洗好后需抹些润发剂,稍等片刻,然后将头发冲洗干净,使发丝光滑明亮。另外,除头皮屑的工具,最好使用圆的刷子,用力要适当,不能过度。硬拉头发,便有痛感,必须沿着头皮成圆形移动,顺着头发生长的方向进行梳理。

预防脱发的妙法

头发如果有脱发现象,当然令人很不愉快。平时梳头每天要脱发一二十根,到了秋冬交替期间,脱发更多一些,但不用害怕,这是新陈代谢的自然现象。病态脱发的原因除由于疾病和先天性秃顶外,最常见的是脂溢性脱发。脂溢性脱发是由于皮脂腺分泌过多或皮脂腺分泌的性质改变所致。精神极度痛苦或过多吃脂肪性食物,也会促使皮脂溢出引起脱发。

预防脱发可采取头部按摩的办法:每天早晚按摩一次,顺毛发之生长方向抚摩,不可逆毛发之方向摩擦,注意防止损伤发根。头部按摩可兴奋神经,引起头部皮肤主动充血,有助于头发新陈代谢,改善皮肤及毛发的营养,减少脱发,促进新发生长。同时也要增加营养,少吃含脂肪过多的油腻食物,多吃蔬菜、水果,多喝开水和有益饮品。还要注意保持冷静,精神愉快,不过分操劳,要心情开朗。在烫发时,卷发筒不要卷得太紧,拆开时也要小心,不要将头发拉掉。

多吃铁质食品防脱发

体内摄取过多的糖分、盐分及动物性脂肪,会使头发变得硬脆易断并脱落,应尽量少吃这类食物。

脱发或秃头的人,头皮往往硬化,请注意平时多吃一些含丰富铁质的食品,这对于预防和治疗脱发大有好处,如水果、瘦肉、鸡肉、菠菜、卷心菜、芹菜等。这些食物有助于活血软化头皮,并促进其更新。

出现头发异常脱落现象,应及时补充各种氨基酸和多种微量元素。它们是:胱氨酸、蛋氨酸、钙、铁、硫、铜等。而含有这些营养的食物是:黑豆、蛋、黑芝麻、乳类等。

平时还要注意不要过量地服用维生素 D,如服用过多会使您脱发。

治疗粉刺的速效妙法

人的面部长的粉刺是由于体内激素作用的活跃、皮脂分泌异常造成的。进行面部皮肤按摩或搽用收敛性化妆水，可以刺激皮肤，促进新陈代谢，使皮脂分泌恢复正常。按摩时可使用粉刺皮肤专用的按摩雪花膏，它不会给皮肤带来多余的油质，按摩后要用热毛巾敷一敷，然后搽上化妆水。只要粉刺没有化脓，就可以放心地做按摩。

面部不清洁是粉刺的大敌，所以，除早晚坚持洗脸外，中午还要洗一次脸，使皮肤保持清爽。在饮食方面，应该尽量少吃油腻和甜食。另外，睡眠不足和便秘也是造成粉刺的原因，应加以注意。

祛除蝴蝶斑的妙法

搽西瓜皮，是祛除蝴蝶斑的方法，这种方法简单、易行、经济，而且效果好。

将吃剩的西瓜皮任选一块，切成数块火柴盒大小的方块或长方块，然后用刀先削去带红色的部分，手持削好的西瓜在脸上随便搽，不时更换一块。是否每日都搽，日搽几次，每次时间长短，可根据自己的情况定，坚持一段时间，即可除去蝴蝶斑，而且面部细腻白嫩。

消除黑斑的妙法

在1升食醋（优质醋）里浸入1个新鲜鸡蛋。一般经过一昼夜时间，硬蛋壳开始溶解在醋液中；约过1个月蛋全部消失，只剩软皮浮在溶液中。这时每天喝1小盅醋蛋液与1杯水的混合液。蛋壳中含有极丰富的钙元素，在醋液中钙以胶状态存在。这种胶状态钙不仅能增加体内碱性，还能增加细胞功能，防止细胞老化，而且能排出掺进体内的农药、洗涤剂、污水等有害成分。故对消除黑斑,保持健康的机体,颇有效果。

预防花斑的妙法

在炎热的夏天,一些人的胸前、腋下、颈及脸部容易出现花斑块。这些花斑开始呈点状斑疹,逐渐增大到指甲盖大小,色微黄、褐色或暗褐色,表面有非常细小的粒状鳞屑,不很明显,容易刮下来。日子久了,皮疹会增多,并向周围扩大,相互融合,形成不规则的大小不等的片状疹。

这种情况即为花斑癣,俗称汗斑,是由糠秕马拉色菌感染表皮角质层引起的一种浅表真菌病。本病遍布世界各地,常见于相对湿度较高的热带和温带地区。青年人,特别是男青年,由于活动多而出汗多,如果不及时换洗衣服和揩干皮肤,则很容易发生花斑癣。

花斑癣虽不是什么大病,但由于病变部位大多是裸露的肌肤,花花斑斑,影响美容,使得爱美的年轻人大为烦恼。

患这种皮肤病的人,除有碍美容外,多半自觉症状很轻微,或者没有什么感觉,少数人稍感患处发痒。有时受损的局部皮肤颜色变淡,这可能与真菌的代谢有关。一般来说,花斑到天凉后可以自行消退,但也会留下色素减退斑,来年热天又可能复发。

防止花斑最好的方法,是注意皮肤清洁卫生。出汗后,要及时清洗汗渍。入夏后经常使用沐浴露表面污性剂去除皮肤上的汗渍和油腻,有利于防止汗斑的发生。汗斑形成后,可采用药物治疗,一般可选用下列方法进行。

(1)外搽 25%～40%硫代硫酸钠溶液,6 分钟后,再搽 3%的盐酸液。

(2)外搽 10%冰醋酸溶液、50%丙二醇溶液。

(3)外搽 2%～3%克霉唑霜或复方土槿皮酊剂。

上述方法可任选一种,连续搽 2～3 周。涂搽前应先洗澡,最好用丝瓜瓤轻轻擦去鳞屑,然后再搽药。搽的范围应大一些,可超过病变范围的 2 倍。

此外,还应当注意的是,患者的内衣、内裤、被褥、床单、枕巾等要经常洗涤及煮沸消毒,这样既有利于早日治愈,又有利于防止复发。要注意营养,多吃些新鲜蔬菜和水果,少吃辛辣食物,不要偏食挑食。

雀斑治疗妙法

雀斑是生于面部的一种色素性皮肤病,不少人都有,特别是女性,如果有雀斑则有碍美观。下面介绍几种防治与治疗雀斑的妙法。

1. 口服维生素 C 或维生素 E　据国外资料报道,维生素 C、维生素 E 对人体细胞有生理活化作用,能促进皮内血液循环,调节水盐平衡,减淡色素沉着和延缓皮肤衰老。口服维生素 C 每天不少于 800～1000 毫克,维生素 E 每天不少于 600 毫克,早晚各一次。

2. 外用皮肤漂白剂　市场上出售的 5％～10％白降汞软膏、5％氢醌地塞米松膏或药物性护肤品,如雀斑霜、当归雀斑霜等。

3. 避免阳光照射　雀斑患者外出活动,必须避免阳光照射,带好遮阳用品,如伞、草帽等。最好能在裸露的皮肤上搽些防晒剂,以防紫外线破坏皮肤组织而加深雀斑。

4. 多吃蔬菜瓜果　雀斑患者应多吃新鲜蔬菜瓜果,如黄瓜、番茄、大白菜、柠檬、石榴、西瓜等食物,少食油性和刺激性食物。

性爱和谐葆春术

保持先天之本的妙法

肾的生理功能十分重要,古人称肾为"先天之本"。肾位于腰部,左右各一,状若蚕豆。它的生理功能是藏精、生髓、主骨,是生殖发育之源。肾虚乃至肾衰,就失去了先天之本,正常的性生活也就无从谈起。肾又主纳气、主水,开窍于耳及二阴,其华在发。

先天之精藏于肾,但必须有后天之精的妥善充养,才能不断发挥其作用。肾强,则生命力强。肾精之盈亏,决定着人从生长到死亡的全过程。为此,中医学一直强调节制性欲,强肾固本。怎样才能强肾固本呢?

(1)在条件允许的情况下,经常有意识地选择强肾壮阳、滋阴补肾饮食。

(2)积极参加健康向上的文体活动,保持健壮的体魄。

(3)把有限的生命投入到无限的工作、学习生活中,适当地转移性欲。

(4)婚后,男女双方要实行养生之道,节欲保精。

(5)更年期,更要"饮食有节、起居有常、不妄作劳(即避免房事过劳)",要纠正那些"以酒为浆,以妄为常,醉以入房"等不正常的饮食习惯和生活习惯。

(6)要注意精神保养,乐观开朗,心情愉快,精神振奋。

节欲对长寿至关重要

中医学认为,节制性欲,避免房劳损伤,有防病健身、延年益寿之功。根据近年来国内外的调查,凡长寿者,大多对性生活都有严格的节制。

节制性欲有 4 个优点:一为提高房事生活的质量奠定了基础;二能有效地推迟性功能衰退;三可使人保持旺盛的精力和体力,避免因纵欲而导致精神萎靡及某些疾病的产生;四有利于优生优育。

纵欲令人致病早衰

中医学认为,纵欲是导致疾病、早衰损寿的原因之一。纵欲不仅耗伤精气、损及脏腑,导致疾病,且有"天柱折、地维绝之害"。现代医学认为,房劳纵欲、射精次数过于频繁,必然增加睾丸负担,使其过多地产生雄激素,反馈性抑制了腺垂体的分泌,致睾丸萎缩。

精液测定表明,精液中含有丰富的前列腺素和微量元素锌,前者对心血管、呼吸、消化及神经系统有重要的生理调节作用;后者是构成多种蛋白质分子的微量元素,与人体细胞与生命密切相关。纵欲射精无疑会丢失这两种物质,从而使人早衰而短寿。

房事是人的生理需要

正常的性生活可以调节人体的各种生理功能,促进性激素的正常分泌,是健康男女婚后生活的心理和生理需要。"独身"并不符合生理学规律。据有关资料报道,结婚人较独身者的平均寿命长,若保持性生活超过 60 岁的人,能增寿 8~10 年。而终身未嫁、离婚、孀居者乳腺癌发病率比一般人高。

有学者对广西巴马县长寿老人进行调查,发现 90 岁以上的老年人中,夫妻同居 50 年以上的占 41%,同居 60 年以上的占 26%。说明和谐适度的房事生活有利于身体健康和延年益寿。

性生活过度的信号

性生活不宜过度,要求性生活后当时或第二天,或者一段时期内不出现性生活过度信号,否则,就会影响身体健康。

性生活过度信号主要有以下几方面:面容憔悴,形体消瘦;精神倦怠,萎靡不振;头重脚轻,肌肉酸痛;头昏目眩,周身无力;气短心跳,虚汗淋漓;食欲下降,失眠多梦。

收心养神能保精

收心养神是节欲保精的第一步。只有心绪安宁,心无杂念,才能达到节制欲念的目的。收心养神还应加强道德修养和意志锻炼,在掌握性知识的基础上,避免黄色书刊、不良网站、淫秽影像的不良刺激,把旺盛的精力投入学习、工作上,并积极参加有益的社会活动,充实丰富业余生活。这样才能排除杂念,达到神志安定的目的。

独宿是蓄精养气的良策

独宿也称独卧、分房,是婚后节制房事、蓄养精气的重要方法之一。独宿并非断绝房事,而在于心神安定,耳目不染,不生淫邪之心,不贪图色欲,以保养精血。元代中医大家朱丹溪在《格致余论·色欲箴》中告诫人们,要远帷幕、节性欲,并根据五行学说提出每年4、5、6、10、11月份期间,夫妻当分居独宿,以蓄精养血。妇女妊娠期间,当独宿养血以安胎;对患病之人,更当提倡独宿静养,以固护精气,疗疾养病。对于青壮年情欲易动难制者,以及阴亏相火易动之人,分房独宿是最好的养生方法。

行房频率多少为宜

很多养生家主张,成年之后当随着年龄的增长而逐渐减少同房,至老年宜断欲。孙思邈在《千金要方·房中补益》中指出:"人年二十者(此处的二十指 20—29 岁,余类推),四日一泄;三十者,八日一泄;四十者,十六日一泄;五十者,二十日一泄;六十者,闭精不泄;若体力犹壮者,一月一泄。凡人气力超人者,亦不可抑忍,久而不泄,致生痈疽。"养生家孙思邈提出的同房次数,历代养生家多持赞同态度,不过有人主张"其人弱者,更宜慎之"。

中年人不要忽略同房

有的中年夫妇,由于工作紧张,家庭负担过重,或受传统文化观念的影响,很少合房,甚至分居,这也是不正常的。人的正常生理应该是"阳得阴而化,阴得阳而通,一阴一阳,相须而行"。这样才有助于增进双方的身心健康。

老年人同样需要性生活

一般人很容易产生这样的错觉:认为性爱和性生活只是青壮年人的事,人上了年纪,再有这方面的欲望和要求,则是不正经的。事实上,老年人合理而和谐的性生活,犹如一项运动,于身心健康都是有益的。

性生活的满足,首先使老年人心理上增强自信,觉得自己并未衰老;从生理上讲,也可加速血液循环,增强心肌收缩力,刺激体内各种因素的分泌,这些都有利于促进新陈代谢,并使身体各部器官得到功能性锻炼。正常的夫妻生活对人的健康长寿是有积极意义的。所以,老年人应该理直气壮地去追求和享受性爱。

老年人性欲亢进是危险信号

老年人出现性欲亢进,正是因为阴虚阳亢,由于阴虚造成"阳强不能秘"的病象,这是危险的信号。此时如不能及时采取措施,任其自流,纵情房事,则会导致阴虚加重而使病情更重,终将发生"精气乃绝"的危险后果。

老年人出现这种现象,一是要思想上重视,即谓"养心"。要控制房事,以保精养阴,或以轻微的体力劳动转移注意力。二是服滋阴降火药,如知柏地黄丸。忌服鹿茸、人参、蜂王浆等补气助阳之品。三是饮食要甘淡,多吃米面、蔬菜、瓜果,忌食虾、雀、羊、鸡、狗肉等助阳食品。四是睡前洗脚,同时用元明粉少许擦足心,以引火归元。五是忌饮酒。

七情太过不可行房

喜、怒、忧、思、悲、恐、惊,为人之七情。七情太过时同房,常会伤及气血并损伤内脏。

喜为心志,大喜伤心,容易使人心气涣散,此时交合,心气不收,汗出淋漓,使阴精更加耗竭。怒为肝志,大怒伤肝,阳气妄动,相火偏胜,于此交合,则疏泄太过,阴精下夺,更伤肝肾。恐为肾志,怀恐惧心情交合,或在交合中偶闻恐惧声,于男子则阳痿不举,于女子则令月水闭塞。思为脾志,思虑过度,日久不解,阴精内结,此时交合,会引起精血阴塞不通。悲为肺志,悲伤使肺叶不张,气不布散,则阴精也不会随意畅通,也会引起阳痿等病。

所以七情(五志)太过之人,须待心理状态恢复正常后,方可交合。

醉而入房伤身

酒性辛热,热能伤阴。现代医学研究也证明,饮酒后易引起性器官充血兴奋,使人失去自制能力,而导致房事过度,伤肾耗精,又可导致各种病变。临床所见早泄、阳痿等疾病,常与酒后房劳有一定关系。经常过量饮酒,可发生慢性胃炎、食管炎等症。再者,"醉以入房"对受孕和胎养都有严重影响。

气候骤变时房事伤身

气候适宜,环境优美,对性生活有利。倘若气候突变,如遇大风、大雨、雷电霹雳、大寒大暑、地震等恶劣气候环境,不可行房。

这些气候环境超出了人体调节功能所承受的限度,就必然会破坏人体阴阳平衡的节律,使人心情恐惧,身体寒热,从而导致脏腑功能的紊乱。此时,应慎重保精,积蓄元气,避免行房。

无欲不宜过性生活

过性生活,是在双方有要求的情况下进行,如果一方因某种原因不愿同房时,另一方则不应勉为其难,以免其对性生活发生反感。总的来说,有要求又无特殊情况时则不必压抑,无要求时也不要勉强。只有通过夫妻双方的体谅与合作,性生活才会达到真正的完美和谐。

疲劳时行房伤气血

身体疲劳包括劳力和劳心过度,"劳力纯伤气,劳心兼伤血"。气血未复,精血未充,此时行房,与刑伐于身无异。如果一个极度疲劳的人勉强行房,不仅是自我摧残的行为,稀薄的精液也不可能孕育健康的孩子。这是极其普通的道理,就是对于那些气血方刚的年轻人,也是一项很重要的房事养生戒律。

房事宜防"七损"

七损为闭、泄、涸、勿、烦、绝、费,这是七种有损于身体健康的房事行为。其主要精神是:有疾病的男女不可同房,若不禁忌则伤五脏;行房不可过急过久,否则大汗出则伤津液;房事不加节制,漫无休止的交合,会使精血虚耗;阳痿不能勉强行房,犯之则废;患喘息或心中烦乱不安的不可行房,否则更能引起烦渴,加重病情;夫妇一方不愿行房而另一方强行之,可引起精神抑郁并导致内脏疾病而影响孕育;行房时不是和志定气,而是急速施泄,这是耗散精气的行为。

房事宜用"八益"

八益是指八种对人体有补益作用的房事做法,了解这些方法,对夫妇双方的身心健康,乃至孕育下一代都是有益的。

八益的主要内容为:一治气,即早起正坐,将腰背脊骨伸直,紧敛肛门,呼吸 30 次,使气降于丹田;二致沫,吞咽口中唾液,保持吸收通畅;三智时,即男女房事之先,须先嬉戏,使志和意感,若男急而女不应,女动而男不从,则双方都会有损害;四蓄气,即临交须敛周身之气蓄于前阴,使势大而缓进之;五和沫,即交合时男子不要粗暴,应尽量柔和、顺意;六积气,即交合时,男性要放慢动作,每一步都稍有停顿,以便女性充分体验性爱乐趣;七待赢,即交合快要结束时,应当纳气运行于脊背,不要摇动;八定顷,即阴精已泄,不可使势软而出之,要待阴茎尚能勃起时迅速离去。

"七损八益"出自马王堆汉墓出土的竹简《养生方·天下至道谈》,是中国古代重要的房事养生法。

春季行房气机调畅

春季到来,万物复苏,自然界充满生机。房事生活也应与自然界生发之机相适应,不必过分抑制,如此有助于人体气机的调畅。秋季秋风劲急肃杀,人亦应收敛神气,节制性欲。冬季是万物闭藏的季节,与其相应,人当使精气内守而保养阳气,远房帏,节性欲。

肺结核患者忌房劳

中医学历来强调"肺痨"等以阴虚为主的疾病都必须戒绝房事,认为肺结核"始于水亏,法当绝欲存精,精足则水自复"。肺结核初起,因其阴虚阳亢,相火易动,患者一般性欲亢进;到了疾病晚期,才因体力不支而减弱。临床上由于性生活不节制,甚至恣情纵欲而导致病情恶化者比比皆是,有人称这是一种"慢性自杀"。

肝炎患者切忌纵欲

肝炎患者不论是急性期、慢性期还是恢复期，均应节制房事，以防病情加重或复发。性生活可使肝脾收缩，引起缺血、缺氧、过多地消耗肝糖原，这对肝炎患者是十分不利的。临床证明，房劳过度会使肝炎患者的肝区疼痛、疲乏无力、失眠等症状加重，肝硬化有出血倾向的患者还容易诱发大出血。因此，肝炎患者提倡独卧，最好节欲。

糖尿病患者应节制房事

中医学认为，肾燥精亏是导致糖尿病的一个重要原因。过度的性生活，不论男女，均易消耗体力，伤精夺液，肾精亏损，虚火内生，使患者抵抗力下降，不利于本病的康复。

肾炎患者忌房劳

过度的房事对肾脏的影响最大。性交可使肾血管痉挛，肾血流量减少，血压升高，使肾炎病情加重，甚至诱发脑出血、眼底出血等。女性肾炎患者过频的性交还可能增加尿道、膀胱、肾盂的感染机会，从而加重肾炎病情。

高血压患者房事当防脑出血

严重的高血压患者应忌房事，以免引起脑出血。性交时可使心跳加快、血压升高。连续数次性生活后，血压可在原来的基础上升高 2.7～5.4 千帕，患者头痛症状加重，甚至可因血压过高发生生命危险。

体外射精避孕弊端多

体外射精避孕法，是指性交即将射精时，阴茎立即自阴道内退出，使精液排泄在阴道之外。体外排精法会使双方在心理上有沉重的负担,从而难以使性生活达到完美、和谐的境地。男性的性交快感与射精是一个非常连贯的动作程序,如果稍为迟疑,不及时将阴茎从阴道中抽出,那么体外排精就会失败。长期采用此法,因为它是不符合性生理的,不能使夫妻双方性欲满足,久之,可导致女方性冷淡、男方阳痿。

阴茎小不会影响性生活

阴茎大小与性功能之间并无直接联系。阴道的神经末梢主要集中在阴道外 1/3 的管壁上,而内 2/3 几乎没有感觉神经末梢。所以长阴茎并不会比短阴茎产生更多的性刺激。阴茎对性交的影响主要是勃起坚度和持续时间。

延长哺乳期不能避孕

妊娠期间,孕妇的乳房受卵巢和胎盘内分泌激素的作用,开始生长发育。分娩后,以上的内分泌激素水平暂时下降,而另一种叫做泌乳素的内分泌激素起作用,开始分泌乳汁。可是,泌乳素并没有长期的、绝对的抑制卵巢内分泌激素的功能。所以,妇女哺乳期卵巢仍可以有卵泡发育,仍可以怀孕。用延长哺乳期来避孕,没有科学根据。

不要忽视性交后的爱抚与温存

有些丈夫不了解女性的性高潮,一味追求自己射精后的满足,却冷落了尚未达到高潮满足的妻子。实际上,性交的结束,并不意味着双方已将积聚的性欲能量全部释放完了,尤其女性更是这样。如果这时男方不顾女方而昏然入睡,就可能导致女方的怨恨。性爱的尾声可以多种多样,如夫妇可以继续拥抱,男子可以亲吻、抚摸妻子等。这样,夫妇才能共享性生活的乐趣。

性行为仅指性交行为吗

两性通过性交手段满足性欲是性行为的狭义解释。广义的性行为的概念应为,凡是实现性欲望、获得性快感的行为都是性行为。情人恋爱期的性行为主要是爱抚,如抚摸、接吻、拥抱等。抚摸这种性行为的特点是两性之间的皮肤接触。女性皮肤较敏感,性敏感区也较广泛,如唇、颊、额、发、胸、乳、颈、臂、腰、胯、腿、足、手与外生殖器部分的皮肤均为性感区。婚后性行为也不仅限于性交,性交前的性调情、情挑逗也是广义的性行为。理解这一含义,有利于夫妻创造更美好的性生活。

房中术并非淫邪之术

首先,房中术的主旨是追求长生,而不是性交技巧。有人认为房中术是祛病之术,其中的"术"不能曲解为性交技巧,而应理解为健身导引学说的意思。其次,房中术的内容按现代科学概念来看,包括了性交技巧、性功能障碍治疗等。所以,不能完全否定房中术,而应从现代性科学角度肯定房中术中的积极内容,为今人所用。

同房时间不宜过长

性医学认为,一般情况下,性交活动可在5～15分钟完成全过程。如时间过久,就会影响人体泌尿生殖系统正常生理功能,甚至导致前列腺疾病、月经紊乱、智力下降、食欲减退、肢体疲乏等病症,既不利身心健康,也妨碍学习与工作。因此,夫妻双方应科学地安排性生活,每次性交获得一次性快感即止,以达到身心愉快、精神振奋的目的。

性惩罚不可取

日常生活中,有些夫妻因小事而发生龃龉,妻子便采用所谓的高级惩罚手段——以拒绝过性生活来要挟丈夫。结果从分被开始到分床而睡,感情的裂缝越来越大,甚至闹到要离婚的程度。应当切记,性惩罚是愚不可及的做法,这样非但会使男方另寻新欢,或造成性功能障碍,且会性情抑郁,心寒意冷,感情难复。

多交少泻可以延年吗

多交少泻可以延年来源于"采阴补阳"和"还精补脑"的理论。"采阴补阳"是说男子可从阴道中取得精气,但现代科学无法证实男子能通过阴茎外壁从女性阴道分泌物中摄取延缓衰老的物质。至于"还精补脑"是说在即将射精的瞬间用手指于会阴处压迫输精管,使精液不从阴茎射出,而会上行达于脑,起滋补作用。此术即现代人所说的人为逆行射精。实际上,逆行射精时精液是流入膀胱的,之后会随尿液排出。显而易见,"还精补脑"的说法是极其荒谬的。

禁欲危害健康

禁欲主义不仅对人性是巨大的摧残,而且禁欲所带来的性压抑对人的生命与健康也有巨大影响。从现代医学的观点来看,禁欲对健康之害主要是造成了人的性压抑心理。长期处于一种性欲饥饿感中的人,不仅有伤身体,而且由于身体状态差,易患疾病。有人统计,没有正常性生活的人较有者易患疾病;独身者也较有正常婚姻者短寿。这些在古代的房中术中也被提及。如《素女经》说,"阴阳不交,则坐致壅阏之病。故幽闭怨旷,多病不寿也。""幽闭怨旷"指独身男女。

房事过度易出现不孕

房劳过度,男子肾精不充、女子阴血不足是造成不孕症的主要原因之一,即使受孕也不利于胎儿的身心健康。所以,受孕之前,必须禁欲一段时间,以使丈夫养精、女子养血,双方身心得到调节。

性交前须注意性器官清洁

性生活前，男性应注意洗涤阴茎、阴囊，清除包皮垢和阴囊皮肤皱褶里的污垢。有包茎和包皮过长者，争取婚前手术治疗。

女性由于外阴部与肛门接近，且汗腺、皮脂腺等丰富，加上尿液的沾污，易引起生殖器炎症，所以，应清洗外阴。所用洗盆和毛巾均要分开，个人专用，以免互相传染疾病。

睡卧暖肾能强精益肾

临睡前，在侧卧状态下把睾丸收藏在大腿内侧，保持睡眠时双腿轻轻夹住睾丸，使其温暖，以积蓄精气，日久自能强精益肾。现代医学认为，暖外肾（睾丸）可以保健及促进性腺的正常分泌，使人保持性特征，可对抗不正常的衰老，寒冷季节和地区尤宜推行。

按摩睾丸可健肾壮阳

按摩睾丸有健肾、醒脑、壮阳及益寿的功效。常练此功者，确能精神百倍，老而不衰。

按摩睾丸宜在床上做，入睡前和晨起前于床上被窝里，两腿自然伸直，稍分开，搓热双手，一手按于小腹丹田处，另一手拇指、示两指将阳物托握于虎口，两指松拢，固定阴茎。下三指轻轻柔捏睾丸，默数81下。然后左右换手，数同。手法须轻、柔、缓、匀，要有舒适感，切忌时轻时重。按摩时思想专一，神不外驰，倘有阳举，务求克制。

收功时，一手兜托肾囊，一手沿脐搓圈，顺逆各81次。口诀为：一兜一搓，左右换手；九九之数，其阳不走。此功为男性专练，尤适宜于中老年人。若壮年练此功，必须疏远房事，否则有损健康。

闭精有道不妨试行

每当排尿时,深吸一口气纳入丹田,而后闭息,意想此气由丹田至会阴,沿督脉,上百会,即守住百会穴,复想此穴有一绿色的"水"字,始行排尿。待排尿解完,将气嘘嘘呵出,同时意想百会处"水"字随气下行于丹田。此功法闭精甚严,即使再行房事,亦无正常精子排出。需开精门时,排尿之际呵气即成。

强肾排尿法

人在排尿之后,身体都可能打战片刻,而且感到一股寒意。中医学称这种情形为"风寒"。排尿时,身体如同冬天打开门窗一样,毛孔和毛细血管完全处于松弛而无防备的状态中。这时,最易罹患感冒、皮肤病或风湿症,古人称之为"邪气破表"。

因此,我国古代养生法认为,排尿时也不可有丝毫松懈。为使精气不外泄,排尿时需咬紧牙关、脚尖直立,以门神般的姿态排尿。这种排尿法具有强精作用,中医学认为它可加强人的肾功能。女性也是如此,采用双脚尖支撑身体的蹲姿,尤其加力于第一、二脚趾,效果会更佳。

如果每天连续数次采用这种排尿法,经数月或半年后,肾功能必可强化,精力过人。

行房后腰酸腿软与肾疾病

与性行为密切相关的腰酸腿软,因男、女而有所不同。就男性而言,是由于房事过度所致,可以通过适当节欲消除之。但怎样的房事频率才算恰当,尚无统一标准,可因人而异,建议每周控制在1~2次,最多不可超过3次。此外,生殖系统疾病,如前列腺炎、脊柱韧带或腰肌病(脊柱炎、劳损等)也可因性交动作而使症状加剧。

女性的腰酸,同样可由上述情况所引发。此外,比较多见的是慢性盆腔炎,此时除腰酸症状外,还可能有白带异常的表现。

由肾炎等肾脏疾病引起行房后腰酸者,还很少见。这种情况除腰酸外,还会有其他症状。最简单的鉴别办法是去医院检验尿液。

增强睾丸功能的热水淋头法

有些人坐在浴盆里常将热毛巾敷在头上,这种方法对活跃睾丸功能,提高男性性功能来说,是行之有效的保健措施。

在头顶部,有集人体全部穴位于一身的百会穴。用稍热些的水刺激百会穴,可使身体得到放松和休息,同时,也可提高睾丸的功能。

洗澡时,将热水从头顶淋下的方法也是应用同一原理,且更有成效。刺激头顶部的百会穴,能改善脑部血液循环,把视为睾丸大敌的紧张焦虑感统统赶出脑外。

手的运动助丰满胸部

胸部丰满是女性美丽性感的条件之一。

胸部平坦松弛的女性,不妨做以下运动,便能使胸部丰满。

坐在椅子上,手肘弯曲,手掌在身体前方合拢,手掌互相推压,然后将两手的手指互相勾着往外拉,每过5秒钟做10次。这种方法能改善性功能。当然揉揉胸部的效果也很好。

如何使腰部有力

腰部有力,表示臀大肌发达。尤其是女性,腰部有力可以加强阴部的收缩,增加女性的本身魅力。

要训练腰部有力,可参照如下的方法:首先脸部朝下俯卧,双手伸直放在腰部,然后两脚并齐,尽量往上提高。双脚提高后停止6秒钟,这时候要紧闭肛门。这种动作反复5次,稍事休息之后,再做5次,这种运动可以有效地增强全身的体力。

如何调制男女精力平衡

一个是性欲强,一个是性冷感——彼此精力不平衡会影响到性生活的圆满,可以练习夫妻体操,使双方精力维持在同一水平。

首先,其中一方先仰卧,双腿张开,另一方坐在躺着的人的脚尖位置,然后双手按住对方的腹股沟处。拇指朝内侧,渐渐地将全身的重量移到手掌上,然后静止约 10 秒钟。用拇指抚摩膝盖内侧,重复 3 次后,两人交换位置再做。这个运动具有较好的调精效果。

按摩会阴增强性欲

男性勃起软弱或者女性性冷感——这种情形很容易发生,彼此差距太大,勉强进行性交,会变成只有一个人唱独角戏,另一个人随便应付,往往会造成夫妇不和的不良后果。精力衰弱而勉强发生性关系,只会增加对性生活的厌恶感,但是只要用下面所介绍的这种方法,就可让人增强性欲。

遇到这种情况,别着急,只要刺激一下回春穴就可见效。这个回春穴就是在性器与肛门中间的会阴部。用中指指尖慢慢的抚摸就可以了,只要用这么简单的方法,就可以使性的无力感消失得无影无踪。

停经不是老化

有句俗话说:女人一停经就完了。这真的是老化了吗?

美国康奈尔大学杜安博士却认为,"女性停经并非过渡的生物性过程,而是散发性无排卵月经周期开始的卵巢功能衰退症。"

这种说法令人较难理解,其实可以简单地说,停经和老化毫无关系,只能说是老化前的一个现象。产生的原因在于女性体内的黄体激素突然不足,造成全身平衡的破坏。

举例来说,分泌激素的下丘脑发生问题,有些女性会有抑郁的症状,甚至有自杀的念头。这都是停经时期一般可见的倾向。

如果周期性地服用黄体激素,则有助于已衰退的女性功能得以恢复,对停经后的许多毛病也有帮助。这种方法,可以保持青春,也可以延缓老化现象,但并非适合每一位女性。如果盲目地服用,则可能导致不良后果。

能够长寿的性行为法

为了长寿,为了健康,性行为是必需的,也是有益的。性行为满足了人类的一种本能,基于需要,这种本能会忠实地去执行,所以就此层次而言,它具备了某种健康的生活。但是,如果不顾年龄,纵欲过度就可能产生问题。

日本的具原益轩认为,老年人长寿的秘方是要时时接触,但是不可泄精。所谓的接触,即指性行为,在心理卫生上是非常好的。射精一次所需的精力,对老年人来说是较大的损耗,故宜避免过度的性行为。

防止性老化的舞蹈

在日本由金田教练所创的金田式舞蹈,是一种类似跳舞的脚部运动,可以防止性老化。

首先双脚并拢站立,左脚向左转,使左右脚底呈 T 形,然后右脚抬起约呈 90°,这种运动反复做 5 次。接着把右脚向右侧抬起,左脚也向左侧抬起约 90°,各做 5 次。

这种运动早上起床后或晚上睡前做都行,因为能刺激性腺,所以能促使性能力再生。

饱餐后不宜性生活

一般情况下,进行体育运动之前都不宜进食过饱。性生活同体育运动一样,最好不要在饱食后进行。这是因为,餐后体内大部分血液集中到腹腔内,负担消化道的消化功能。这样一来,流向阴茎海绵体的血液就会减少,阴茎的勃起状态将随之减弱。从机体的功能状态来看,胃肠道消化吸收食物时要消耗部分能量,因而将减弱性生活时所需要的体能。

性生活最好在两餐之间进行,这时既不会感觉腹中饥饿,也不会使大量血液流向胃部,因而是进行性生活的绝好机会。如果就饭前或饭后作出选择的话,以饭前为宜。如欲饭后行房事,则应尽量少食为佳,以便减轻胃肠负担。性事后身心俱泰时,满可以更好地美餐一顿。

增进性能力、通阳强精的日常饮食

增进性功能的饮食原则主要有以下两点。

1. 多进食可增加精子数量的食品　如动物内脏、山药、有鳞鱼、银杏、海参、墨鱼、章鱼、冻豆腐、木松鱼、豆腐皮、花生米等。动物内脏之类的食物,含有较多的胆固醇,其中有 10% 左右的肾上腺皮质激素和性激素,它有助于增加精子的数量;其他食物中均含有数量不等的精氨酸,精氨酸是精液、精子形成的必要成分。

2. 多进食含锌量较高的食物　如牡蛎、肉类、动物肝脏、蛋类和贝类食品。成人每日至少应从食物中摄取 15 毫克锌,否则会导致食欲低下、味觉灵敏度下降。如果摄入量再降低,则可影响正常的性功能。

如果上述两项原则能切实实施,机体就可以提高性的活力,制造出足够数量的精力。这样一来,人们将具有青春强健的体能和旺盛的精力,性生活也必定会美满和谐。

治疗神经衰弱以增强性能力的饮食

性能力低下,如遗精、早泄、阳痿等,并非局部症状,它同身体其他组织、器官的健康状况关系密切。例如,神经衰弱患者,往往有心烦不安、心情沉重、坐卧不宁、双眉紧锁、健忘、耳鸣、口干、虚烦、盗汗或自汗、失眠多梦、舌质红等症状。男性患者多并发遗精、

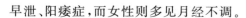

早泄、阳痿症,而女性则多见月经不调。

此时,应以滋补心肾为主,在消除神经衰弱症状的同时,性能力即可起弱回强。可试用以下食疗方。

(1)糯米 50 克,薏苡仁 50 克,大枣 10 枚,共煮粥,每日 2 次,连服 10 天。

(2)合欢叶 100 克,水煎,睡前服,7～10 天为 1 个疗程。

常吃核桃可增强性功能

核桃自古以来就是著名的滋补强壮药物,从现代营养学和医学角度看,它也完全可以称得上是滋补食物中的珍品。

现代医学研究认为,微量元素锌和锰参与人体很多重要的代谢过程。锌、锰在谷类、豆类、坚果类(核桃、榛子等)、茶叶中含量丰富。但是,它们在食物去皮、淘洗、过滤、制浆、日照等过程中,大部分都损失掉了。唯独核桃得天独厚,它的坚硬的外壳不怕日光紫外线的破坏,也使核桃仁免受空气的氧化作用,不必加工,不受污染,去壳即可取食,所以,锌和锰毫无损失。

常吃核桃,不但可以防治心血管疾病,防止早衰,还可增强性功能,因为核桃中含量丰富的锌和锰,是性腺的重要成分。

羊肉可以益肾壮阳

羊肉有温中补虚、扶弱生精、开胃益肾之功。中医学说它是助元阳、补精血、疗肺虚、益劳损之佳品,对肾亏、阳痿、腹部冷痛、腰膝酸软及一切虚寒症最为有益。羊的睾丸更可治疗大多数性无能症。为此,可经常食用羊肉粥、羊肉(骨)汤和羊肉菜肴。

羊肉虽然大补,富含营养,但有较强的膻味,致使许多人不敢问津。羊肉除膻,一般可用下述方法:煮羊肉时,取萝卜 1 个,遍戳细孔,与羊肉一起下锅煮 30 分钟后,捞出萝卜,羊肉菜肴便没有腥膻味了。

麻雀可益气壮阳、益精髓

麻雀曾被作为"四害"之一而受到灭顶之灾。不过,千万不可小看麻雀的妙用。麻雀的头和身体的比例,要比其他动物大得多,因而麻雀头有奇佳的益气壮阳强精效果。鹌鹑的作用,在这方面也可同麻雀相媲美。

食用时,先去除麻雀的嘴和翅膀,洗净后沥干水分。为除掉腥味,可把它在加有蒜汁的酒里浸渍片刻,然后,在慢火温油中略炸,再用低温油炸至金黄色取出。麻雀取出后,应立即拌上蒜泥等佐料,从头部吃起,保证会得到满意的效果。

如果希望效果更加显著,不妨买瓶白兰地边饮边吃,同时再配上西瓜子或南瓜子,将使机体精力加倍充沛。

中医学历来认为,雀肉可益气壮阳,暖腰膝。冬天进食雀肉,可治阳痿不育。年老体弱者食之,可益精髓,治体虚羸弱。

虾有壮阳益肾固精之功

虾,是人们习以为常的荤食,种类繁多,富含营养,平均含蛋白质 16.4%,还含有脂肪、钙、磷、铁、碘、钾及维生素 A、维生素 B_1、维生素 B_2、维生素 E、烟酸。其中以海虾的营养价值较高。

虾还有药用功能。中医学认为,虾味甘、性温,入肝、肾二经,有补肾、壮阳、通乳、托毒等功效。虾也是壮阳、固精的佳品。《本草纲目》载,虾可"下乳汁,法制壮阳道,煮汁吐风痰"。适用于肾虚阳痿、腰膝酸软、倦怠无力、妇女产后缺乳等症。

强精益肾的哈士蟆

哈士蟆即中国林蛙,其药用部位为雌蛙输卵管,又称为哈士蟆油,具有极为珍贵的药用价值,可以强肾益精、补虚退热,对精力不足和病后、产后虚弱具有良好的滋补作用。

哈士蟆干料发制可参照如下方法:先将整个哈士蟆在 50～

70℃的热水中洗烫约 3 分钟,捞出放在 30℃左右的温水中浸润 12 小时,捞出后脱去外皮、剖腹,取哈士蟆油,去掉卵子,摘除内脏,剔下腿及髂肉,除掉颈部脂肪。然后将腿、髂肉加盐、黄酒、清汤、葱姜放在碗内上屉蒸 10 分钟左右即可取食。哈士蟆油可煨汤,加冰糖饮用。

鸡睾丸、猪耳可使人精力充沛

自古以来一直被认为最有效,而且流传至今的强精食物,就是鸡睾丸和猪耳。

鸡睾丸去外皮后,里面呈白色。鸡睾丸是性激素食品,那种独有的味道甚是别具一格。具体做法如同家常炒菜一样,切成薄片同葱白、姜丝一起炒熟即成。另外,古代的贵妇人,还将鸡睾丸中的白子,焙干后研末,再加上蜂蜜和蛋清调成乳剂敷面。说明它具有一定保护皮肤,使青春永驻的功效。

猪耳是味道鲜美的一道菜。由于猪耳朵经常活动,故软骨非常发达,钙质极其丰富。古代的宫廷御医们常用切成细丝的猪耳煨汤服用,说明它具有较好的强精效果。

鸽子是上乘强精食品

鸽子是列于强精效果绝佳前列的食品之一。菜鸽饲养得很肥壮、全身羽毛丰满时,也就是它最富营养、最宜人们取食之际。

体力降低、性欲衰退者,或是希望强精并立见成效者,与其取食鸽肉,还不如饮鸽子的精液。这里所说的精液不是通常意义上的"精液",而是鸽子上屉蒸熟后所渗出的精华之液,其中富含营养成分。喝过精液之后,再食鸽肉不迟。

凡是吃过麻雀或鹌鹑的人,想必都领略过那种强精效果。鸽子的妙用,将更胜其一筹。

婚后早泄的饮食保健

新婚夫妇偶尔发生几次早泄是不足为怪的,一般不会发生永久性早泄。一旦发生早泄时,应保持精神安稳。妻子应安慰、体贴丈夫,耐心配合,使丈夫逐渐地训练控制自己的能力,如性交时阴茎进入阴道要缓慢,动作不宜过急过强,从而可推迟射精时间。也可以使用安全套,以减少刺激,延缓射精。

出现早泄,最好夫妻分居一段时间,以便让大脑得到充分的休息。同时要注意增加营养,积极锻炼身体,以便使性功能得到改善。

在饮食保健上,可注意选取含锌丰富的食品,吃点核桃、韭菜、河虾、大枣、虫草炖鸡(鸭)等。

人中白和秋石散有极强的强精效果

我国早在汉朝时就已经发现了人尿的食疗保健价值。认为它对吐血、内出血有显效,并能强肺、祛痰、缓和咽喉疼痛。同时,更认识到它是一味强精剂。

三国时代,曹操帐下的甘始身强体健,年事虽高但却精力充沛,他身边的几十个妻妾妇仆也都充满活力。甘始最后寿至百余岁。曹操曾向他讨教其中奥秘,甘始据实相告是饮用人尿的结果。《汉书》对这段史实有所记载。后来的李时珍对人尿的药用价值曾有详尽的记述,辑录了 40 余种用人尿医病的方法。人尿"与血同类也,故其味咸而走血"(李时珍语)。

现代科学研究认为,饮用人尿时需注意以下三点:①必须是健康人的尿。②应接取排尿进行到一半左右时的尿,即"掐头去尾取中间"。③10 岁以下的儿童尿为佳。

中药店中,偶有"人中白"和"秋石散"出售,它们也是由人尿提取而成的,对治疗脑出血有特效,可消除内脏瘀血,也可解毒,而且是一种良好的性兴奋剂,具有极强的强精效果。

狗肉可治阳痿、早泄

寒冬腊月,是吃狗肉的最佳季节。狗肉性温,不但益脾胃,而且壮肾阳,滋补力较高。据《本经逢源》载,"犬肉,下元虚人,食之最宜"。《普济方》说:"久病大虚者,服之轻身,益气力"。

狗肉也是一味良好的中药,有补肾益精、温补壮阳的功效。常食狗肉,可以安五脏、补纯阳、轻身益气、补腰膝、益气力、补五劳七伤、补血脉等。因此,狗肉适用于肾虚腰痛、脾胃虚寒、阳痿早泄、久病体弱、小儿遗尿等症。

我国民间用狗肉进行食疗保健,治疗阳痿、早泄的常用验方如下。

(1)每日煮食狗肉 250 克左右,连食 30~90 天。

(2)补骨脂(又称破故纸)9 克,巴戟天 9 克,水煎后,热冲狗肾 9 克服用,每日 1 剂。阳盛、火旺者不宜食用。

"起阳带"治阳痿有特效

阳痿是指男子阴茎痿软、不能勃起,或勉强勃起旋即软弱,或时有勃起但举而不坚,虽有性欲而无法过正常的性生活者。

治法:巴戟天 10 克,仙灵脾 10 克,胡芦巴 10 克,柴胡 6 克,阳起石 12 克,金樱子 10 克,上药共研细末,做成药带(称为起阳带),令患者缚系于脐腹或小腹部,日夜不去,直至病愈。此外需常食韭菜炒羊肝,疗效更佳。

阳强的外治疗法

阳强是指阴茎异常勃起,长时间挺举不衰的病症。对此,可用芒硝热敷法治之:芒硝 50~100 克,炒热后以白棉布包好,置于关元、中极穴处热敷,每次 30 分钟,每日 1~2 次。也可用鲜丝瓜汁调五倍子细末 30 克、如意金黄散 120 克成糊状,涂敷于阴茎、肾囊与会阴部,用纱布包缠,每日 2 次。

血精的坐浴疗法

血精是指男子精液呈粉红色或挟有血丝的病症,又称"精血""精中带血"。对此可用坐浴法治之。金银花 15 克,连翘 16 克,蒲公英 15 克,地丁 15 克,赤芍 15 克,牡丹皮 15 克,乳香 15 克,没药 15 克,桃仁 5 克,红花 15 克,水煎,熏洗阴部,7 日为 1 个疗程,休息 3 日,再继续坐浴。

不射精有妙方治

不射精是指男子有性欲及阴茎勃起,但同房时没有精液排出,亦无性快感,又称"精瘀症"。对此可用益肾疏肝汤治之。柴胡 10 克,白芍 15 克,郁金 10 克,茯苓 15 克,熟地黄 15 克,菟丝子 15 克,枸杞子 15 克,王不留行 15 克,枳壳 10 克,甘草 10 克,水煎服。数剂可愈。

逆行射精巧治法

逆行射精指在性交达到高潮时,虽有射精动作,但精液不从尿道口向前射出,却逆而向后流入膀胱中。本症为男性不育的原因之一。对此,可用甘松 15 克煎汤,于夫妻合房前温洗会阴部,疗效甚佳。

遗精巧治法

遗精是成年男子非性生活时精液外泄的一种病症,有梦遗与滑精之分。健壮未婚男子或婚后夫妻分居者,每月遗精 1~2 次,多为"精满自溢"的生理现象,不属病态。若每周遗泄 2 次以上,并伴有精神萎靡、倦怠乏力者,则需治疗。

遗精可用如下方法治疗。

(1)干鸡内金刷净后,置青瓦上,以文火焙 30 分钟左右,研末。每日早晚服 3 克,用黄酒半杯,搅拌均匀,开水送服。

（2）荷叶 50 克，研末，每次服 5 克，早、晚各 1 次，热米汤送服。

（3）蚕蛹 10 个，放入火中烤，以表皮呈黑色为度，泡开水服用。

早泄的外治疗法

早泄是指在性生活时，男子尚未与女子性交或刚刚开始性交，就发生了射精，以致性交不能继续下去，中途而止的病症。

对此，可取五倍子 20 克，文火煎 30 分钟，趁热熏蒸会阴部数分钟。待药液变温后，浸泡阴茎、龟头 5～10 分钟。每晚 1 次，15～20 日为 1 个疗程，治疗期间禁止房事。

指压回春穴治早泄

性功能下降、情绪低落或紧张都可能引起早泄。下面介绍一种治疗早泄的简单方法。

有早泄现象的人，不要急躁，也不要紧张。在性交前 10 分钟开始用手指有节律地缓慢地按压回春穴（回春穴位于生殖器与肛门中间处，即会阴），刺激该穴位有促进性功能的作用。指压时，先向左转 50 次，后向右转 50 次，按压 10 分钟即可。临床观察此法对部分阳痿患者也有一定疗效。

男子性交疼痛的食疗法

男子性交疼痛，是指房事过程中出现以阴茎、会阴部、小腹疼痛为主要特征的病症。

对此可用饮食疗法治疗。

（1）延胡索 20 克，鸡蛋 2 个，加水同煎，蛋熟后去壳，再煮片刻去渣，吃蛋喝汤。

（2）羊肉 500 克，当归 25 克，生姜 25 克，桂皮为佐料。中火炖煮至肉烂，去药渣吃肉喝汤，2 天 1 次。

女子性欲淡漠宜服逍遥散

凡女子结婚后长期无性欲要求,或虽有性欲要求,但性交时无快感者,称为性欲淡漠症。

对此宜用逍遥散治疗。当归 10 克,炒白芍 12 克,柴胡 10 克,茯苓 10 克,炒白术 10 克,薄荷叶 6 克,生甘草 6 克,生姜 3 片,水煎服。月经不调可加入制白附 10 克,广郁金 10 克,橘叶 10 克,还可加入石菖蒲 10 克,开心解郁。此方名为"逍遥散",对增强女子性欲有奇效。

归神汤治女子梦交有特效

梦交即指女子梦中与他人性交。梦交虽不直接影响性生活,但梦交频繁会使患者厌恶夫妻之间的房事,甚至影响夫妻感情,故不可等闲视之。

对此宜用归神汤治疗。人参、白术、茯苓、归身各 3 克,枣仁、陈皮各 2.5 克,龙眼肉 7 枚,甘草 1.5 克,羚羊角粉 1.5 克,琥珀末 1.5 克。上药除羚羊粉与琥珀末外,余药水煎,去渣取汁,和入药末,食前服。此方对女子梦交盗汗、心神恍惚、四肢无力、饮食少进有特效。

女子性交疼痛速愈方

女子性交疼痛是指性交时(或性交后)小腹疼痛或阴道灼痛,严重时腹痛难忍,呻吟不止。也有性交时感到头痛者。

对此,可用甘草 1.5 克,生姜 1.5 克,白芍 1.2 克,桂心 1 克,共研为末,加水 2000 毫升煎成 1000 毫升,每日分 3 次服完。也可取黄连 50 克,牛膝、甘草各 15 克,细切,加水 2000 毫升煎成1000毫升,熏洗会阴部。每日洗 3～4 次。

点穴按摩回春法

强身健体按摩法

1.鸣天鼓

（1）方法：双手掌横向分按两耳，掌根向前，五指向后。以示、中、环指叩击枕部 3 次后，双手掌骤离耳部 1 次，如此重复 10 次。

（2）功效：此法有安神益脑的作用。

2.擦玉柱

（1）方法：①一手四指及拇指分置颈前喉结两旁人迎穴处，和缓地上下推擦 10 次。②一手横置颈后，掌根和四指分按两侧风池穴，横向来回擦动 10 次。

（2）功效：此法前者可平肝潜阳，刺激颈动脉窦而调降血压；后者可祛风散邪，增加脑部供血。

3.舒气会

（1）方法：双掌相叠，置于两乳中间的膻中穴，上下擦动 30 次。

（2）功效：此法可舒理气机，刺激胸腺，增强人体免疫力。

4.转乾坤

（1）方法：双掌相叠，置于神阙穴（脐眼），先逆时针，从小圈到大圈摩脘腹 30 圈；然后再顺时针，从大圈到小圈摩动 30 圈。

（2）功效：此法可健脾和胃，刺激产生消化液并保证肠的蠕动。

5.震命门

（1）方法：双手握空拳，以拳眼叩击两侧后腰命门穴，并横向两侧肾俞穴，来回震叩 20 次。

（2）功效：此法可激发肾气、强腰健膝。

6．按三里

（1）方法：双手示、中指相叠，按揉足三里穴50次。

（2）功效：此法可促生人体气血。

7．擦涌泉

（1）方法：单掌横置于涌泉穴，来回擦动50次。

（2）功效：此法可滋养肝肾，平衡人体阴阳。

健脑益智按摩法

古往今来，人们对增强记忆力、提高智能、延缓大脑衰老都非常关注。中医学认为，"神安则寿延，神去则形敝，故不可不谨养也"。而采用健脑自我按摩法具有脑健神全、耳聪目明的作用，并可改善脑部血液循环，提高大脑的供氧量，有益于大脑皮质的功能调节，对益智健脑、增强记忆力有独特的效果。

1．按揉风池　坐位，两手中指的指端附着在颈后风池穴（枕骨粗隆直下凹陷处与乳突之间），逐渐用力向下按压，待穴区出现酸胀感时，再以手指向内做环行揉动，直至酸胀感传至同侧前额眼区，再行气片刻，移指向下按揉颈后约1分钟。

2．点按攒竹　屈肘置桌位，两手半握拳，拇指伸开，以拇指端附着在眉头下缘攒竹穴（眉毛内侧端）。然后两拇指逐渐用力向穴位上顶压，待穴位周围至眼区有酸胀得气感时，行气约1分钟后松指。

3．按揉太阳　两手拇指指腹附着在头两侧太阳穴，然后用两拇指指腹逐渐加压按揉，待酸胀得气感自穴区扩散至头两侧时，再行气约1分钟。

4．挤按百会　用两手中指指腹附着在头顶百会穴（两耳尖连线中点）两侧，指距约2厘米，然后两指作对称挤按，待酸胀得气感扩散至头顶部，再行气约1分钟。

5．屈指按头　两手五指间关节屈曲，五指指端附着在与手同侧发际,然后五指同时用力按压,按压时应待酸胀得气感出现后再向后移,再按至头顶,为1次。重复3～5次。

振奋精神按摩法

1.震天庭

(1)方法:坐位,两目平视,牙齿咬紧,单手掌心在头顶百会穴处,做有节律的轻重适宜的拍击,共10次。

(2)功效:此法可清脑开窍,振奋精神。

2.疏头皮

(1)方法:坐位,两手五指指间关节屈曲,五指指端附着在与手同侧的发际边缘,然后五指指尖同时用力,提拿头皮,一拿一松,并渐移动,过头顶向颈项直至风池穴止,重复操作10次。

(2)功效:此法可疏通头部阳经,激发阳气。

3.推胸腹

(1)方法:仰卧,先用右手掌按在右乳部上方,手指并拢向下,用力沿胸向对侧腹部直至大腿根部推去,然后换手同法操作,交叉进行,各推10次。

(2)功效:此法可通利三焦,开胸健脾。

4.揉腰眼

(1)方法:仰卧,两手握拳,屈肘,将拳置于床与腰背之中,拳心贴床,以指掌关节突起处抵在腰脊两侧。先尽量屈肘上放,然后身体左右摇动,此时犹如被他人按揉。每摇动10～15次,逐渐将拳下移,直至尾骶部。

(2)功效:此法能刺激背俞穴位,促进内脏功能活动。

5.擦腰骶

(1)方法:坐位,身微向前倾。屈肘,两掌尽量上置于两侧腰背部,以全掌尤以小鱼际着力,向下至尾骶部快速擦动,以热为度。

(2)功效:此法可激发肾中阳气,推动全身经气运行。

消除疲劳按摩法

1.搓手掌

(1)方法:坐位,以两手掌相对用力搓动,由慢而快,搓热为止。

(2)功效:中医学认为,手、足为人体经脉之本,搓擦可温通气血,促进周身循环。

2.推头面

(1)方法:坐位,两手掌心按住前额,稍用力向上推动,过头顶向下至颈后,沿颈侧翻过,继沿两侧面颊向上推至额,共10次。

(2)功效:此法可行气活血,清利脑府。

3.揉肩臂

(1)方法:坐位,先以右手掌指面按在左肩上,拇指及其余4指相对,沿着肩臂的内外两侧,用力向下抓揉到腕指部,重复5次,再换手操作。

(2)功效:此法可疏利上肢,通畅经脉。

4.宽胸法

(1)方法:①坐位,右手虚掌置于右乳上方,适当用力拍击并渐横向另侧移动,来回10次。②以两手掌交叉紧贴乳上下方,横向用力往返擦动20次。③两手掌虎口卡置于两腋下,由上沿腰侧向下至髂骨,来回推擦,以热为度。

(2)功效:此法可宽胸理气,通畅全身气机。

5.搓腿股

(1)方法:坐位,双掌先扶持右大腿内、外侧,尽量从上向下搓动至小腿,5次后换另侧进行操作。

(2)功效:此法可温通气血,舒缓疲乏。

6.浴鹤顶

(1)方法:坐位,两手掌心紧按膝盖骨,先向内同时旋转按揉20次,然后再向外同法操作。

(2)功效:此法可强健腿膝,舒筋活络。

聪耳明目按摩法

人进入老年时期,常会感到视物昏花、两耳失聪。中医学认为,肾气开窍于耳,目为肝气所通,故肝肾正常,则耳聪目明。如肝肾虚衰,则会出现耳聋眼花现象。因此,保养耳目是延缓衰老、养生益寿的重要内容。

明代《修龄要旨》记载:"熨摩两目及耳,能令耳目聪明。"熨摩(即按摩)术是耳目保健法之一,适用于中老年人视力疲劳、耳鸣、耳聋、听力减退等症。

1.挤压睛明

(1)方法:一手拇指和示指的指端,分别按在两侧睛明穴(眼内眦旁 0.3 厘米),然后,两指向鼻根方向逐渐用力挤压,待感觉穴区有酸胀感或扩散至两目时,再持续按压 1 分钟。

(2)功效:睛明穴为经脉的交会穴,此法可滋阴养目。

2.分抹眼睑

(1)方法:微闭双目,两手示指屈曲,分别用屈曲的示指第二节贴附在眼内眦处,向眼外眦处分抹 30~50 次。再自下眼睑由内眦至外眦分抹 30~50 次。

(2)功效:此法有益肝明目、通畅气血的作用。

3.按摩两目

(1)方法:两手五指并拢,双手掌面横置两耳,均匀用力向后推擦,再由后向前擦动,此时将耳背向前带倒并推擦,来回为 1 次,重复 10~15 次,待两耳有温热感为止。

(2)功效:中医学认为,耳为宗脉之所聚,擦摩两耳,可营调经脉、利耳通窍。

宣肺通气按摩法

1.开肺门

(1)方法:①双手拇指分别置于双侧的肺门穴,按揉 1 分钟。

②双掌重叠置于膻中穴,横向两侧胸膺部推擦20次。

(2)功效:此法可利气宣肺。

2.调肺气

(1)方法:双手拇指按置于中府穴,向上推揉至云门穴,以酸胀为度。之后拇、示、中三指平放于一、二、三肋间,往返推擦1分钟。

(2)功效:此法可调理肺气。

3.擦大椎

(1)方法:坐位,单掌横置于大椎穴,以大鱼际及示、中两指往返擦动,以热为度。

(2)功效:此法可温运阳气。

4.清肺经

(1)方法:坐位和立位,右掌先置左乳上方,环摩至热后,以掌沿着肩前、上臂内侧前上方、前臂桡侧至腕、拇、示指背侧,做往返的推擦20次,然后换手进行。

(2)功效:此法可清肺疏经。

5.擦迎香

(1)方法:双手大鱼际分按两侧迎香穴处,上下擦动,边擦边快速呼吸,喷气,以热为度。

(2)功效:此法可宣调利窍。

6.疏表法

(1)方法:坐或站立,以干毛巾拧成柱状,双手抓住两头,屈肘,右手在上,左手在下,过肩沿脊柱侧上下擦动,先擦一侧,以热为度后,再换擦另一侧操作。

(2)功效:此法可疏解表邪,宣肺通气。

宁心安神按摩法

1.捏中冲

(1)方法:先以右手拇、示指挟持左手中指尖(中冲穴),稍用力按捏数次,随之拔放,操作10次,再换手进行。

(2)功效:此法可激发心气。

2.点极泉

(1)方法:先以右手四指置左侧胸大肌内侧,拇指置按胸大肌外侧,其次示、中两指自然点按在腋下极泉穴,边捏拿胸大肌,边以示、中两指点揉极泉穴,操作10次。然后换手同法操作。

(2)功效:此法可宁心安神,解郁止惊。

3.拿心经

(1)方法:右手拇指置左侧腋下,其余4指置上臂内上侧,边做拿捏,边做按揉,沿上臂内侧渐次向下操作到腕部神门穴处止,如此10次。再换手操作。

(2)功效:此法可疏通心气,调和脏腑。

4.甩拍法

(1)方法:站立位,两足分开同肩宽,身体自然放松,两手掌自然伸开,以腰转动带胳臂,肘部带手,两臂一前一后自然甩动。到体前时,用手掌面拍击对侧胸前区;到体后时,以掌背拍击对侧背心区。初做时,拍击力量宜轻,若无不适反应,力量可适当加重,每次甩打拍击20次左右。

(2)功效:此法可振奋胸阳,活血化瘀。

5.摩胸膛

(1)方法:右掌按在两乳正中,指尖斜向前下方,先从左乳下环行推摩心区复原,再以掌根在前,沿右乳下环行推摩,如此连续呈"∞"字形,重复20次。

(2)功效:此法可调和心气,疏利心血。

6.养心法

(1)方法:闭耳、静息,全身放松,吸气时舌抵上腭,呼气时轻轻发音"呵"字,随气流舌离上腭。呼吸要深长、柔和,一呼一吸为1次,共做10次。

(2)功效:此法可益养气血,宁心安神。

健脾益胃按摩法

1.荡胃脘

(1)方法:坐或卧位,以右手掌按置于中脘穴上,先以掌根稍用力将胃脘向左推荡,继之再以五指将胃脘稍用力推荡向右,往返做10次。

(2)功效:此法可理气和胃,消积导滞。

2.振中脘

(1)方法:坐或仰卧,双掌相叠于中脘穴处,以振动手法操作1分钟。

(2)功效:此法可健运脾胃,补益中气。

3.捏三线

(1)方法:坐或仰卧,自两乳头和膻中穴向下取3条垂直线,以双手逐线自上而下捏拿,揉捏脘腹部肌肉,共做5次。

(2)功效:此法可疏理气机,健脾助运。

4.分阴阳

(1)方法:坐或仰卧,两手除拇指外其余4指并拢,中指相对于剑突下,全掌紧按皮肤,然后,自内向外,沿胁弓向胁肋处分推,并逐渐向小腹移动,共做10次。

(2)功效:中医学认为,腹左为阳,腹右为阴,分推可平衡阴阳,健脾和胃。

5.揉血海

(1)方法:坐位,双拇指分按于两侧腿部的血海穴上,做旋转按揉1分钟。

(2)功效:此法可行气通络,健脾益胃。

疏肝理气按摩法

1.疏肋间

(1)方法:坐位,两手掌横置两腋下,手指张开,指距与肋骨的间隙等宽,先用右掌向左分推至胸骨,再用左掌向右分推至胸骨,由上而下,交替分推至脐水平线,重复 10 次。注意,手指应紧贴肋间,用力宜均匀,以胸肋有温热感为好。

(2)功效:此法可理气疏肝。

2.拿腰肌

(1)方法:坐位,双手掌虎口卡置于两侧腰胁部肌肉,由上往下至髂部捏拿腰胁肌肉,往返操作 10 次。

(2)功效:此法可健脾益血。

3.擦少腹

(1)方法:坐或卧位,双手掌分置两胁肋下,同时用力斜向少腹推擦至耻骨,往返操作 20 次。

(2)功效:此法可健脾利气。

4.理三焦

(1)方法:坐或卧位,两手四指相交叉,横置按于膻中穴,两掌根按置两乳内侧,自上而下,稍用力推至腹尽处,共推 20 次。

(2)功效:此法可通利三焦,理气养肝。

5.拨阳陵

(1)方法:坐位,两手拇指分按在两侧阳陵泉穴,其余 4 指辅助,先行按揉该穴 1 分钟,再用力横向弹拨该穴处肌腱 3～5 次。

(2)功效:此法可疏肝利胆,调和经气。

6.振胸膺

(1)方法:①坐位,先用右手从腋下捏拿左侧胸大肌 10 次,再换手如法操作。②双手叉指抱持于后枕部,双肘相平,尽力向后摆动,同时吸气,摆前时呼气,一呼一吸,重复 10 次。

(2)功效:此法可理气宽胸,振奋胸阳。

固肾增精按摩法

1.点肾俞

(1)方法:坐位,双手拇指挟持腰胁部,示、中两指相叠分按在双侧肾俞穴上,稍用力按揉1分钟。

(2)功效:此法可通调肾气。

2.叩腰脊

(1)方法:坐位或直立位,两手握空拳,用拳眼叩击腰脊两侧,上自尽可能高的部位开始,下至骶部,叩击时可配合弯腰动作,重复20次。

(2)功效:此法可激发肾气,增强脏腑功能。

3.擦腰骶

(1)方法:坐位,身微向前倾。屈肘,两掌尽量上置于两侧腰背部,以全手掌尤以小鱼际着力,向下至尾骶部快速擦动,以热为度。

(2)功效:此法可激发肾中阳气,推动全身经气运行。

4.摩关元

(1)方法:坐位,左掌横按在命门穴,右掌以关元穴为圆心,先做逆时针摩腹50次,再做顺时针摩腹50次。然后随呼吸向内下按压关元穴10次。

(2)功效:此法可培补下元,温健脾胃。

5.拿阴股

(1)方法:①坐位,先以右手拇指与四指分开,从左侧大腿内侧上端起,边拿揉股内侧肌肉边向下移,直至膝部,操作10次,然后换手操作。②以右掌面推擦左大腿内侧至膝,以热为度,再换手操作。

(2)功效:此法可通调足三阴经,行气活血。

6.洗双耳

(1)方法:①坐位,用两手掌横置按于两耳上(拇指向下),均匀用力向后推擦,回手时将耳背带倒再向前推擦,往返操作20次。②双手拇、示两指捏住两耳垂做索抖法数次,然后用两示指插入耳孔,做快速的震颤法数下,猛然拔出,重复10次。

(2)功效:此法可调理肾气,利窍益聪。

7.缩二阴

（1）方法：处于安静状态下，全身放松，用顺腹式呼吸法（即吸气时腹部隆起，呼气时腹部收缩），并在呼气时稍用力收缩前阴和肛门，吸气时放松，重复 10 次。

（2）功效：此法可和调阴阳，固肾生精。

驱寒温肌搓腰功

1.搓　端坐，两足开立，与肩同宽。两手掌对搓数 10 次，待发热后，紧按两侧腰眼处（第 3 腰椎棘突左右各 3～4 寸的凹陷处），稍停 3～5 次呼吸后，两手掌顺着腰椎两旁，上下用力搓动，向下搓到尾骨下的长强穴（尾骨尖与肛门之间）处，向上搓到两臂后屈尽处。连续 36 次。

2.捏　双手拇指和示指同时夹捏脊椎正中的皮肤，从与脐眼平行的命门穴（第 2 腰椎棘突下）开始往下捏，捏一下松一下，直至尾椎处。如此捏脊 4 次。

3.摩　两手轻握拳，拳眼向上，以掌指关节突出部分，在两侧腰眼处，做旋转按摩，先以顺时针方向旋摩 18 圈，再以逆时针方向旋摩 18 圈。两侧可同时进行，也可先左后右进行。

4.叩　两手轻握拳，拳眼向下，同时用两拳的掌面轻叩骶尾部（以不痛为度），左、右拳各叩 36 次。

5.抓　两手反叉腰，拇指在前，按于腰侧不动，其余 4 指从腰椎二侧处用指腹向外抓擦皮肤。两手同时进行，各抓擦 36 次。

6.旋　直立，两脚开立与肩同宽，两手叉腰（4 指在前，拇指在后）。

（1）两手用力向前推，使腹部凸出，体向后仰。

（2）左手用力向右推，上体尽量左弯。

（3）两手向后推，臀部竭力后坐，上体尽量前弯。

（4）右手用力左推，上体尽量右弯。

以上 4 个动作为 1 圈。以顺时针方向旋腰 9 圈，再逆时针方向旋腰 9 圈。旋腰时要缓慢,不可过速或过于用力,以免扭伤腰部。

中医学认为,腰眼和腰正中是太阳膀胱经的腰段和尾骶部,进行适当的按摩,有散风祛湿、驱寒温肌、调和气血、疏通经络、固精益肾和止痛的作用。现代医学认为,搓摩腰部可以使腰部皮肤里丰富的毛细血管网扩张,促进血液循环,改善腰肌的血液供应和营养,加速代谢产物的排出,使腰肌发达,防止腰肌萎缩,使腰部韧带的弹性、韧性及腰部脊柱关节的灵活性增强。此外,搓腰功还可以预防和治疗功能性腰痛,特别是对于慢性腰肌劳损、急性腰扭伤和体位性腰痛,治疗效果较好;对腰椎间盘突出症、坐骨神经痛也有一定疗效。

强健内脏的手掌摩擦法

1.摩擦手掌

(1)方法:两手相互摩擦 36 次,使手掌热起来,产生体电。

(2)功效:手掌心的经穴中,有许多与内脏功能有关,摩擦手掌便可初步达到刺激内脏、强健内脏之效。

2.摩擦手背

(1)方法:将一手掌放在另一手背上,摩擦 36 次;两手交换,也同样摩擦 36 次。

(2)功效:摩擦手背,会对与头、颈、肩、目、鼻、背等有关的经穴产生刺激,对消除肩胛酸痛、眼睛疲劳等有效。

3.揉擦手腕

(1)方法:一只手抓住另一手腕,揉擦 36 次;两手交换,也同样揉擦 36 次。

(2)功效:手腕上集中着许多重要经穴,刺激手腕同样有强健内脏之效。

拍打经穴强身法

1.拍打两腿　坐好后两腿前伸。用两手掌拍打两腿的内侧和外侧。掌心应稍有空隙,拍打声不是"啪啪",而是"砰砰"声。内侧有通脾肾肝的经络,外侧有通胃胆的经络。从大腿根到踝关节到处是经络,要内外侧交换反复拍打。

2.拍打腰部　坐位,两腿前伸。两手放在腰的左右两侧,用手背拍打腰部隆起的部位,最好在腰前后伸屈时拍打。屈伸动作不要用力,要自然。

3.拍打颈肩　坐好后,先用右手指尖从右耳后开始拍打至颈肩处隆起的部位。然后再用右手指尖拍打右侧。左右交换拍打。

4.拍打双臂　坐好后左手臂伸直,手掌向上。用右手掌拍打小指一侧的左臂,因为这一侧有通向心脏的经络。然后左右交换拍打,反复几次。

增强记忆力按摩法

1. 头部梳理　用双手指自前向后做梳理头发的动作36次。

2. 面部搓摩　将双手掌相对搓热,然后由前额处经鼻两侧向下摩擦至脸颊部,再向上至前额处,做上下方向的搓脸动作36次。

3. 耳部揉搓　用双手揉搓耳部36次。

4. 颈部后伸法　双手指交叉,抱住后头部,做颈部后伸动作3~9次。

5. 鸣天鼓　双手掌捂住两耳,手指放于枕骨上,示指压在中指上,示指快速下滑,弹击耳后枕骨处24次。

安神健体的点穴按摩法

保持身心健康,即可保证体内各脏腑功能的活动正常。睡眠不足可致瘦弱,熟睡则可安定神经。这里介绍一种安定神经、保持身体健康的点穴按摩法:①用指尖按压翳风穴5次。可抑制交感神经活动,使紧张的神经放松。②用指腹从颈肌下向上轻轻按抚,左右侧分别交替做 10 次。可使副交感神经兴奋,松弛神经。

上肢强健按摩法

1.揉肩

(1)方法:用一手中指指腹,紧贴肩端前面的凹陷处(肩髃穴)进行揉按。力量由轻到重,酸时为宜,持续揉按 3～4 分钟,每日早晚各 1 次。

(2)功效:此法可疏利关节。

2.拿肩井 以一手拇指和示指、中指、环指拿于肩井穴处肌肉丰厚的部位,进行有节律性地提拿。用力由轻而重,局部酸胀发热为宜。一般 1～2 分钟,每日 1 次。

3.擦肩胛 用一手掌心紧贴于肩胛部的表面,做前后或上下往返的擦动,压力不宜太大,动作要均匀连续,以局部发热为宜。

4.摇肩关节 上肢抬高,肩部及关节做环转性的摇动,由慢而快,一般以摇 20～30 次为宜,每日早晚各做 1 次。

5.按曲池 用一手拇指指腹按于曲池穴,用力按揉,持续 3～4 分钟,以关节周围酸胀为宜。每日 1 次。

6.揉少海 用一手拇指指腹按于少海穴处,用力进行揉按,用力要均匀,持续 2～3 分钟。以肘关节酸胀为宜,每日 1 次。

7.拨小海 用一手中指指尖放于小海穴处,用力弹拨,持续进行 10～20 次,以酸麻放射至手指为宜。每日 1 次。

8.擦肘部 用一手掌心紧贴于肘关节表面皮肤上,上下前后及周围进行摩擦,擦至肘关节局部发热为宜。每日 1 次。

9.转手腕 将手腕做前后上下左右转动,由慢渐快,持续转动 50～100 次。每日 1 次。

10.擦手背 两手中一手掌放于另一手掌背,互相用力,由慢而快,擦热为止。每日 1 次。

11.搓手掌 用两手掌心相对,上下用力搓动,由慢而快,搓热为止。每日 1 次。

12.捻指　用一手拇指、示指,捏另一手一指,轻轻捻动指节,自上而下,轮换交替进行。每日 1 次。

13.双手抓空　两足分开,距离约肩宽,身体直立,两臂由身前抬起,沉肩,垂肘,腕略背屈,五指如握球状,十指同时做幅度较小的屈伸动作。

运足摩足健身法

这是一种刺激足部经络,使全身气血流畅,从而达到健身强体目的的功法。

1.扭趾　坐位,两腿伸直,右足放在左大腿上。用示指与拇指捏住右足趾,向左右扭动,依次由蹬趾扭到第五小趾,每趾扭动30 次。

2.压涌泉　用两手拇指的指腹,用力按压两足心的涌泉穴。

3.拉趾摩足　用右手握住右足的蹬趾,上下用力拉;再以左手手掌,从右足踝下起,向足掌摩擦 30 次以上。

4.运足踝　以右手握住右足踝稍上部位,用左手将足踝向右旋转 18 次以上,再向左旋转 18 次以上。然后换左足重复做上述动作。

睡前按摩健身法

这是一种增强体质、预防疾病的有效方法。这套按摩法通过反复按摩,使经络通畅,增强心脏收缩,促进血液循环,可增进食欲,有利入睡。

1.揉百会穴　用手掌转揉头顶的百会穴 50 次。向左或向右转均可,但手法要轻。

2.搓脸　两手掌放在脸上,上下搓动。一上一下为 1 次,共搓50 次。

3.搓迎香穴　用示指按揉鼻翼两侧的迎香穴,共 50 次。

4.搓耳 两手掌放在耳上,向前搓,盖住耳眼后,再回到原处,共搓50次。

5.按揉风池穴 风池穴在耳下部和头部的中间、发际凹陷处。用两手中指按揉50次。

6.揉搓肩井穴 肩井在肩的中央。先用右手示指和中指揉搓左肩的肩井穴,然后再用左手揉搓右肩的肩井穴。各50次。

7.转揉胸腹部 左手放在肚脐下方的气海穴,右手放在膻中穴(左右乳头连线的中点)。然后右手向下转至气海穴,左手向左上转至膻中穴,这是1次,再回到原处为2次。共50次。

8.搓腰背 在腰部脊柱两侧5～7厘米处有上下走行的膀胱经,将拳背放在该经络上,用力往上搓到最高处,再轻轻向下搓,一上一下为1次,搓50次。

9.搓臂 左臂伸直,用右手掌按住左肩,从左肩外侧向下搓至手背。然后将左臂内侧向外侧转,右手掌再从下向上搓至腋下外侧。一上一下为1次,共50次。同样再用左手掌搓右臂50次。

10.搓腿 两腿伸直,两足分开与肩等宽,而后用两手掌从臀部开始沿大腿外侧向下搓至足背。然后从足掌心沿腿的内侧向上搓至大腿根。上下往返为1次。连续做50次。

11.按揉足掌 用右手的示指、中指、环指(中指用力)从左足内侧的踝关节按揉至足掌的涌泉穴。然后再往回按揉至踝关节。往返为1次。连续做50次。然后换手按揉右足。

12.揉阴囊 男子仰卧后,用左手捏住阴囊,沿顺时针方向揉50次。然后换右手,亦揉50次。

13.揉乳房 女子仰卧后,用两手揉左右乳房,共50次。

健眉明目美颜法

1.按睛明

(1)方法:①以一手的拇指和示指分置于双睛明穴上,向下按时吸气,呼气时还原;向上挤时吸气,呼气时还原。一挤一按为1

次。重复5~7次。②双中指指端有节奏地敲双睛明穴,重复16次。③以双中指指端罗纹面揉双睛明穴,顺、逆时针方向各8次。

(2)功效:此法可疏风清热,通络明目,对消除内眦的皱纹尤有奇效。

2.按四白

(1)方法:具体做法与前同,施术于双四白穴。

(2)功效:此法有祛风明目、疏肝利胆、消除下眼睑及面部皱纹的功效。

3.按太阳穴

(1)方法:具体做法与前同,施术于双太阳穴。

(2)功效:此法有美容、消除眼外眦的皱纹、疏解头风、清热明目的功效。

4.敷眼

(1)方法:紧闭双目,双手互相摩擦至热。趁热将两掌心分别紧贴双眼球上,同时睁开两眼,静静默数,眨眼8次。重复3遍。

(2)功效:此法有明目、亮睛的功效。

聪耳美容健身法

1.摩耳甲腔

(1)方法:①双手示指指端在耳甲腔内沿顺时针方向摩16次,再同样摩耳甲艇和三角窝16次。②以双手示指指端从三角窝起,沿逆时针方向摩16次,再同样摩耳甲艇和耳腔16次。

(2)功效:此法有温补气血、脏腑及健身的功效。

2.揉捏耳轮

(1)方法:以示指桡侧和拇指罗纹面分别置于耳轮上部的前、后侧;沿耳轮由上而下揉捏8次,再由下而上揉捏8次。

(2)功效:此法有增强听力,防治耳轮冻疮的功效。

3.擦耳根

(1)方法:以两手的中指和示指分别置于两耳根之前、后侧,上下来回地擦耳根 16 次。

（2）功效：此法有聪耳、消除面部皱纹、美容等功效。

4.按耳屏

（1）方法：闭紧两眼，以两手示指罗纹面按双耳屏，盖紧两外耳道口。3～5 秒钟后，突然松开双手示指。重复 3 次。

（2）功效：此法有增进听力、防治耳鸣的功效。

5.转耳道

（1）方法：闭紧嘴，以两手示指置于双外耳道口内，轻轻转动两示指 3 次，边转边紧闭双外耳道。3～5 秒钟后，突然松开两手示指。重复 3 次。

（2）功效：此法有增进听力，防治耳鸣、耳聋的功效。

6.拉耳郭

（1）方法：以两手示指桡侧及拇指罗纹面，分捏住两耳轮中部、上部及耳垂部，向外、向上、向下提拉耳朵各 16 次。

（2）功效：此法有健身、消皱、保颜的功效。

通窍舒皱强身法

1.按迎香

（1）方法：①双手示指指端罗纹面分置于双迎香穴处，吸满气后按下，呼气时还原。重复 5～7 次。②以双手示指指端有节奏地敲双迎香。重复 32 次。③以双手示指指端罗纹面揉双迎香，顺、逆时针方向各 8 次。

（2）功效：此法有通鼻窍、散风热、强身、美颜的功效。

2.搓拉鼻中隔

（1）方法：①以一手拇、示两指指端罗纹面分别置于鼻中隔之下缘，轻轻搓动鼻中隔之下缘 8 次。②以一中指指端向上有节奏地轻敲鼻中隔下缘共 16 次。③以一手拇、示指指端罗纹面轻轻捏住鼻中隔之下缘，轻轻向下拉时吸气，呼气时还原。重复 16 次。

（2）功效：此法有通鼻窍、强腰壮肾及美容效果。

3.按擦印堂

(1)方法:①一手中指指端罗纹面置于印堂,按下时吸气,呼气时还原。重复5～7次。②先以左示指从鼻左侧按闭左鼻孔;右手成拳后,以拇指前侧上下轻擦右鼻翼8次(擦前吸满一口气,擦时只用右鼻孔呼气)。换手,同样轻擦左鼻翼。重复3遍。③两手互擦至热,双手中指罗纹面一前一后地从印堂穴经前额→头项→枕部至大椎穴。重复16次。

(2)功效:此法有祛风、宁神志、开窍、美容的功效。

脸色青春重现法

脸色晦暗无光,多半是由于胃肠功能失调、营养吸收不良、血液循环不畅所致。可以采用经络按摩法使得脸色重放青春光彩。

1.刺激足肾经　在足肾经由下而上做轻刺激10次。

2.刺激足胃经　在足胃经由上而下做轻刺激5次。

3.刺激手三经　由腕部向指尖大肠经、三焦经、小肠经做经线刺激5次。

4.刷腕　在腕内侧部,由下而上用刷子做螺旋状摩擦5次。

5.刺激督脉　由两肩胛骨之间起至腰部,沿督脉由上而下刺激5次。

彭祖浴面美容法

1.揉耳

(1)方法:清晨起床后,用左右手分别摩擦两侧耳朵,至两耳发热为止,然后向上轻轻牵拉耳朵。最后用手指摩擦头皮,梳理头发。

(2)功效:此法可使面部气血流畅,头发不白,耳朵不聋。

2.浴面

(1)方法:把双手掌摩擦至热,手掌横向张开(拇指张开,其余四指并拢),好像掩蔽全部颜面似的从额头而至颧骨、鼻、下颌、咽喉为止,亦即由上而下适当用力摩擦。左、右手交替反复摩擦。

(2)功效:此法有润肤泽颜、减皱除皱的功效,并能去除面上色素,增强面部抵御风寒冷雨等外邪侵袭的能力。

3.擦面涂津

(1)方法:每日晨起静坐,闭目排除杂念,以两手相互搓热,擦面7次。然后鼓嘴如漱口状数10次,至津液多时,取之涂面,用手再擦数次,至面部发热。

(2)功效:此法可光润皮肤,悦泽容颜。

真人起居美容法

(1)方法:①不拘时辰,择窗明几净处,闭目端坐,调匀呼吸,叩齿36次,以集中心神。②拇指背于掌心劳宫穴处摩令极热,拭目大眦(内眼角)9次、小眦(外眼角)9次、鼻两旁9次。③两手相互摩擦至手掌发热,深吸气并闭气,然后以手掌摩擦面部,做数十次。④舌抵上腭,搅上下牙龈,待津液满口,如漱口状漱百次,再把口中唾液分3次吞下。

(2)功效:此法可润泽面目,润肺止嗽,和益五脏。中医学认为,掌心劳宫穴为手厥阴心经荥穴,刺激该穴可宁心安神醒脑。刺激内眦睛明穴可使目明,消除目昏睛花。刺激外眦瞳子髎可延缓鱼尾纹出现。拭擦鼻之两旁迎香穴可预防感冒,减少嘴角皱纹。

容光焕发按摩法

(1)先用两手搓脸,从下巴颏搓到头顶,再从头顶搓到耳朵根,从脖子再转回到下巴颏。这样搓十几遍就行了。

(2)用两手中指按住两个内眼角边上的小坑,就是眼角紧靠鼻梁的地方,按住以后揉2分钟。然后再用中指按揉四白穴,就是离下眼眶两指、脸蛋中间的地方,手指慢慢转着揉2分钟。

(3)擦眼皮和揪眼皮。先把拇指弯曲,用其他4指握住拇指尖,然后用拇指的背面轻轻地擦两眼上眼皮。擦十几次后,用手捏住眼皮,往外轻轻地揪 3～5 次。

（4）掐合谷穴。合谷穴在拇指和示指之间,也就是在虎口上。每次按掐须有酸胀的感觉。先用右手掐左手上的合谷穴,然后两手调换。每次掐 1 分钟。

（5）先使劲搓手心,搓热了再放在脸上用力快搓二三十次。

净面祛斑美容法

此法可促进面部血液循环,消除皮肤皱纹,祛除面部疵斑,保持颜面红润光泽。

1.净面

（1）方法:两手掌心分别按于两腮部,用轻力向上净摩到前额,经耳前（拇指在耳后）,再摩到下颌部,然后向上回旋摩到腮部,如此旋摩 10 次。再以同样的力量和手法,向相反的方向旋 10 下,整个动作似正反洗脸,手法圆滑,一气呵成。如果疲劳过度或风雨侵袭后,净面时,用力可加大些。

（2）功效:此法有祛风散火、散雾明目的功效。

2.按太阳 两手各用中、示两指从眼外角向鬓角处上下来回推拉,每侧各推拉 10～20 下。而后再各用中、示两指,在眼外角凹处的太阳穴上按揉,也是每侧各揉 5 下。

3.揉印堂 用一只手的示指和中指重叠在两眉之间的印堂穴上,向左向右各按揉 10 次。

4.推鬓角 将双手示、中两指同时并排于耳前发际处,自下而上迎着头发推搓发根,每侧推 20 次。

5.提高骨 双手拇指分别在两侧耳后高骨的下面,用力向上提。也可先用拇指下按,得气后再向上提。每侧各提 10 次。

面部健美按摩法

面部皮肤光洁红润,富有弹性,是面部健美的表现,而通过按摩能使皮肤温度升高、血流通畅、代谢旺盛,皮肤的各种附属器官发挥正常功能,使皮肤显得滋润,推迟皮肤的衰老,这是使面部健美的最佳方法。这里介绍几种常用的面部皮肤健美按摩手法。

1.压面　用手掌或手指掌面,在皮肤上略施压力,这样可以增强皮肤的弹性。

2.捏夹皮肤　用拇指和示指做成夹式,顺着肌肉的方向或自上而下轻轻捏夹。这样可以增加血液循环,促使皮脂腺分泌旺盛。

3.叩面　用中指在肌肉上叩击,从上至下或自左而右。这样能增强面部肌肉的弹性,减少面部的皱纹。

4.挤压额颊　用两手掌在前额和下颏处紧压,然后在两颊紧压。这样可以增加局部血液循环,增强皮肤弹性。

5.揉压皮肤　用一手的手指摊开放在部分皮肤上,用另一手指在皮肤上轻压、按摩。这样可以使已生皱的皮肤展平。

6.按摩面部　以下颏向上,到两颊后向左右按摩,再从额前按摩到太阳穴部位,按摩完毕后,用手轻轻地在两颊上拍打一阵,就更会觉得舒服而清爽。

面部健美按摩可以每天做 1～2 次,每次 10～15 分钟。按摩前应除去面部的化妆品,洗净脸,保持毛孔的通畅。必须注意:面部有外伤、感染、疖肿、痤疮时不宜按摩,以免感染扩散。

脸部快速按摩法

1.消除眼下皱纹(1分钟)　在眼区抹些护肤霜。将双手的示指按在双眼两侧、中指按在眉梢下端;用力把皮肤和肌肉朝太阳穴方向拉,直到眼睛感到绷紧为止。双眼闭张 6 次,松手休息。重复6 遍。

2.消除眼角皱纹(1分钟)　将示指或中指按在双眼两侧;轻闭双眼,但同时用中指或环指撑住眼皮,当眼皮垂下时,手指缓缓地朝两旁耳朵方向拉;从 1 数到 5,然后松手休息。重复 6 次。

3.消除前额皱纹(1分钟)　双手合掌,拇指朝向脸部靠在额正中,两手上下移动,拇指至手腕部分的肌肉便按摩额头;以同样的方法从额的一侧(太阳穴开始)按摩至另一侧,缓慢来回做3次,放松,休息。重复2次。记住要在额上涂些护肤霜。

4.健美下巴(1分钟)　先在下巴上涂些护肤霜。用右手中指从左侧嘴角的下端开始,用力按摩下巴左半部分,来回10次;再调转方向,用左手中指按摩下巴右半部分。还可以用手指将下巴尽量往上推,使下唇紧贴上唇,从1数到15。放松。

5.健美脸颊肌肉(1分钟)　先涂护肤霜。将示指或中指按在嘴边,然后轻轻推向鼻子;再用力把手指经过脸颊,拉向两旁耳朵方向。

经络美容护肤法

每日入浴时用毛巾或刷子刺激一下与美容护肤有密切关系的7条经络,对身体健美有良效。

1.刺激足肝、肾经　为刺激足肝经和肾经,在足内侧整个部位做螺旋状局部轻刺激10次。

2.摩擦足底　用刷子或手摩擦足底整面,尤其是足窝部涌泉穴。

3.刺激足胃经　沿足胃经由上而下做5次经线强刺激。

4.刺激足膀胱经　在小腿后侧整面螺旋状地强擦足膀胱经,由上往下擦,做局部刺激。

5.刺激手阳经　沿手阳经的大肠、三焦、小肠三条经,由肩到指尖一齐强刷5次,做经线刺激。此法可使内脏功能强健,消化、吸收功能增强,并能刺激皮肤的新陈代谢,使皮下脂肪转化为热能,使皮肤红润光泽、富有弹性。

增强精力指压法

(1)用足趾或手指经常按压三阴交穴、百里穴及足跟腱,可以增强肾脏功能,使精力充沛。

(2)左、右手轮流在胃经部加以指压按摩,可刺激血液运行,增强肌肉弹性,直至全身感到舒畅。但此法只适用于男性的精力增强。

(3)女性可用示指、中指和环指在脐下稍低位置、膀胱附近按压,可使腹肌弹性增强,重现青春的魅力。

腰肌保健点穴按摩法

腰腿痛是一种常见病、多发病,倘若平时能够重视对腰肌的锻炼及保健,就能有效地减少腰部损伤及腰痛的发生。

1.捶腰 坐位,两手握拳,于腰际大面积地捶叩 1～2 分钟。

2.推腰 于腰际两侧由上往下掌推 10 余次。

3.点诸穴 点按委中、环跳、肾俞穴各 1～2 分钟。

4.滚摩腰臀 仰卧位,双手抱膝,使躯干略呈后弓形,腰臀部在床面上左右滚动,利用床面对腰臀部进行按摩 1～2 分钟。

肛门保健按摩法

1.揉摩肛周 每晚入睡前,取一块洁净柔软的手纸或布片置于中指指端,先对肛门外周按顺、逆时针方向指摩 20～30 圈,再对肛门局部指揉 1～2 分钟。

2.顶按肛门 向肛门方向顶按,一顶一松,反复 20～30 次,用力不可太猛。

3.缩肛 每次排便以后,用力收缩肛门 20～30 次。

此法可促进痔静脉血液回流,缓解肛门括约肌痉挛,增强肛门局部的韧性及耐受力,从而有效地防止肛门疾病的发生。

经穴按摩催眠法

1.揉神门 以一拇指指端罗纹面揉按另一手的神门穴;换另一拇指,同样揉按前手的神门穴。以稍有酸胀感为宜。各重复 32 次。

2.揉三阴交 以一拇指指端罗纹面揉按一侧下肢的三阴交

穴,以稍有酸胀感为宜。换另一拇指,同样揉按另一侧下肢的三阴交穴。各操作 32 次。

3.压上中脘　两拳分别置于上脘与中脘部,俯卧,保持此姿势2～3分钟。

4.压印堂　取自己习惯的睡姿,一手半握空拳,以其示指掌指关节突起部轻压印堂穴,"内视"印堂穴,这样可很快入睡。

5.揉睡眠　以一拇指指端罗纹面缓缓地轻揉另一手的睡眠穴(在合谷穴与三间穴连线的中点),默数 1～120 次。再换另一拇指,同样轻揉前手的睡眠穴并默数数。反复几遍。

运动练功健身法

童颜长驻功

1.练功方法

(1)两手掌十字交叉,搓热劳宫穴(手掌心,第二、第三掌骨骨间隙中),轻闭眼。两掌靠拢,十指向上,由下往上,再从上向下轻轻摩擦面部。擦面上到发际,下至下颌,直上直下摩擦。一上一下为1次,共做36次。

(2)闭眼,搓热劳宫穴,两掌靠拢,在面前(不贴面、睁眼)停留片刻;再闭眼搓热劳宫穴,再在面前睁眼停留片刻,连做3次。

2.功效 常浴面可使气血充盈,面色红润,可防止皮脂腺萎缩,滋润皮肤,少生皱纹,童颜喜人。

佛家童面功

1.练功方法

(1)自然盘坐,思想集中,排除杂念,双手掌放在两膝盖上。上体端正,双目微闭,舌舐上腭,意守丹田,呼吸要细、匀、深、长。

(2)用意念将气血引导到丹田处。丹田有4个部位,两眉之间谓之上丹田;心窝处谓之中丹田;脐下小腹谓之下丹田;命门谓之后丹田。以意领气,口里默念:上丹田、中丹田、下丹田、后丹田。气血即可随着意念沿任督两脉循行到4个丹田部位。循行一圈为1次,如此反复领气18次。

2.功效 此功可使气血两盛,精神十足,可达面如童颜的功效。

面容饱满锻炼法

1.练功方法 首先闭住嘴唇向外吹气,这时腮部便鼓起来,然后用两手掌在两腮轻轻按摩,先上下按摩,再左右按摩,最后转圈按摩,直到局部发红发热为止。每天 2 次。

2.功效 改善面部血液循环,使两颊肌肉纤维得到更多的营养,肌肉逐渐发达,皮下组织更加丰满,皮肤的弹性增强,变得光滑润泽,面容饱满。

浴面养生法

1.练功方法 两手搓热,掌心紧贴前额,用力从上往下擦到下颌,往返约 20 次;再用两拇指背,轻轻由上往下擦鼻两侧 20 次左右,以擦至面部红润微热为度。同时,可配合揉点印堂、迎香穴,每日至少做 2 遍。

2.功效 擦面能改善血液循环,增强面肤弹性,减少面部皱纹,滋润脸色,延缓衰老,并可防治感冒、牙痛、头痛、面瘫等症。

面部健美操

1. 扬眉运动 双眉同时向上扬,作用是改善前额和上眼皮的皮肤功能,使之不易下垂。

2. 摇耳运动 双手前后轻拨耳轮,可防止眉头皱结。

3. 眨眼运动 双眼眨动,可使眼皮保持良好的弹性。

4. 吹气运动 微鼓腮帮,收小嘴巴,缓缓吹气,可防止和减弱双颊皱纹。

5. 鼻运动 扇动鼻翼,可防止鼻翼生皱纹。

6. 咬合运动 张嘴闭嘴,同时咬合牙齿,有利于颈部和腭部皮肤保持弹性。

这套面部健美操可在每天晨起洗脸后或晚上入睡前做几次。

面部防衰功

1.练功方法

(1)张大鼻孔,闭紧嘴唇,深吸气;两腮用力鼓起,深呼吸,使气流从两唇间呼出。

(2)闭紧嘴唇,两腮用力鼓起,用示指按住嘴唇。

(3)鼓起左腮,用力吹气,使气流通过左嘴角呼出;右腮亦同。

(4)鼓起两腮,让气流左右往返滚动。

(5)闭紧牙齿,嘴唇微张,再闭上。

(6)发"啊""咿""噢"音。

2.功效 此法可防止面部皮肤衰老,使面部青春永驻。

眼皮青春保持法

1.练功方法

(1)按摩:一只手支持住太阳穴,另一只手由外眼角向里轻轻做螺旋式按摩,边按摩边向内眼角移动。每日2遍,每遍5次。

(2)指压:用双手的3个长指先压眼眉下方,再压眼眶下方。各5次,每日数遍。

(3)眼体运动:眼珠连续上下左右移动,每日数次。

2.功效 经常练习此法,可消除眼睑皱纹,健美眼睑。

眼部美化功

1.练功方法

(1)闭上眼,将眼球上下转动,再以反方向重复转动。

(2)将眼睛顺眼眶之四角移动,提起上眼皮,同时提起放下下眼皮;将眼睛注视远处一目标,再由近处往外看、往内看,重复此动作;让眼睛睁大,再猛闭眼,重复数次。

(3)将双手擦搓产生热度,再将两手心分别按于眼部,对眼球施加压力,便会对眼产生一种温暖而愉悦的松弛作用。

2.功效　经常练习此法,可使眼裂增宽,视觉敏锐,对美化眼睑,防治近视及老花眼都有良好效果。

照眼旋睛功

1.**练功方法**　两脚开立,与肩同宽,两臂自然下垂于身体两侧,全身放松,目视前方。将两手缓缓上举,至胸前合掌,约2分钟;两掌相互摩擦108次至发热。将左手心捂在右眼上,右手捂在左眼上;两眼先顺时针方向旋转18圈,再逆时针方向转18圈;两手离开眼,凝视远方约20秒,立即闭目。共做3遍。

2.**功效**　保护视力,防治近视眼、远视眼。

望月美目法

1.**练功方法**　取平视或微仰之姿,望初升或将落的月亮,或取微俯之姿看静水中的月影。先将眼睑抬起,瞪大眼睛,努力看,仿佛要在月亮上搜寻一般。接着,眼睑逐渐放松收拢,眼球回缩,虚视月亮片刻,闭目。目内视丹田,即在意念上用目光从体内视丹田部位。呼吸深沉匀细。

2.**功效**　健美眼睛,对防治近远视眼均有一定疗效。

彭祖明目法

1.**练功方法**　席地而坐,静心调息,待心平气和,以两手反置腰背,互握手臂,伸展左胫,弯曲右膝,压置左腿上,调息运气,共5次。然后两腿平伸,正坐,两手掌反复摩擦至热,微闭两眼,热熨两目,再以手指按拭眼眶上下,共18次。

2.**功效**　增强视力,引肺祛风,养目明目,治疗眼部疾病。

揉耳养生法

1.**练功方法**

(1)用左手向上牵拉右侧耳朵,右手向上牵拉左侧耳朵10余次,或双手相交各牵拉对侧耳朵,即能使耳朵气血畅通。

(2)用双手分别按、揉、摩两耳郭,然后又分别牵拉引动两耳郭,直到耳郭微红发热为止。

2. 功效 耳为肾之外窍,肾通过经络直接影响全身各个脏器的功能,揉耳运动可增进全身脏器的健康。

香气四溢功

1.练功方法

(1)按摩法:两手搓热,用两手的示指或拇指的指背内侧在鼻的两翼上下推擦,每次做数十次。然后用示指的指尖,点按鼻翼两边的迎香穴 10 余次。最后用拇指和中指的指尖,掐捏两鼻孔中间的鼻柱数十次。以上按摩法宜连续做,每天坚持做 1～2 遍。

(2)意念导引:这主要是针对鼻病患者,其要点是在全身松静自然的情况下,或坐或卧,轻闭双眼、双唇,舌舐上腭,眼内视病灶,意念随呼吸也想着病灶。呼吸拉长,逐渐做到深、细、匀、长,意想空气擦鼻腔吸入呼出,这样经过一段时间,鼻腔内有热感,气的出入也就通畅了。

2.功效 鼻的主要功能有两种:一是嗅觉功能,二是呼吸、过滤和加温空气的功能。通过鼻的按摩和意念导引,一是能增强鼻的天生本领,使香气四溢,嗅觉灵敏;二是改善鼻腔的血液循环,使堵塞的气血通道重新打开,恢复鼻特有的功能。

按鼻通气功

1.练功方法

(1)面向太阳,平坐椅上,两脚分开与肩同宽,大腿与小腿呈90°,躯干正直,全身放松,下颌微收。

(2)闭气 3 次后,用拇指和示指按揉两侧鼻翼,至鼻热为止,每天做 2～3 次。

2.功效 防治鼻不通气,增强嗅觉的功效。

梳发乌发功

1.练功方法

(1)圈梳:用双手十指指腹,左右打圈,交叉回旋,轻轻搓揉整个头部发根,默数 36 次。

(2)直梳:用双手十指指腹,从前额开始,由前向后、上下左右轻轻直梳整个头部发根,默数 36 次。

2.功效 此功能解散头部风湿,清理头屑,去屑止痒,防治脂溢性皮炎。因梳发能使气血通畅,而发得血液滋养,则可黑发、固发,防止头发早白、早脱。

低头触地润发功

1.练功方法 平坐于硬板床上,两腿伸平,身体正直,全身放松,两手按住同侧膝盖;身体前俯,使头尽量靠近小腿。每次前俯身时间,尽可能保持长些。经过一段时间锻炼,向前俯身头能不费力地触到小腿后,可将两腿展开,两脚距离约 33 厘米。同样两手按住小腿,向前俯身时使头接触床面,一起一落共做 24 次。

2.功效 令头发乌黑不白、柔软润泽,永葆青春。

按摩牙齿功

1.练功方法 两手用洗手液及流动水洗净,用左手示指伸入口腔内按摩右侧上下牙及齿龈,各按摩 36 次;用右手示指同样按摩左侧牙及牙龈 36 次。每天早晚各按摩 1 次。

2.功效 经常按摩可使牙龈丰满,牙齿坚固,防治牙周炎。

肚皮缩紧功

1.练功方法

(1)仰面而卧,屈立双膝,解开衣服,露出腹部。

(2)直接以手掌轻轻地反复抚摩整个腹部 20～30 次。

(3)并拢双手指尖,将腹部分成纵横各三等份,缓缓地从下而上循序按压。按压时,口中呼出气息;手离开时,再由鼻子吸入气息。

(4)重叠双掌轻柔地抚摩整个腹部 20～30 次。

2.功效　使胃肠气血活泼畅通,消除腹部赘肉,腹肌紧缩而有力。

抱膝导引功

1.练功方法

(1)平坐椅上,两脚分开与肩同宽,大腿与小腿成 90°,躯干正直,全身放松,下颌微收。

(2)呼吸均匀,右脚踏在地面上不动,抬起左膝,两手抱在左小腿下部,用力向胸腹部靠拢,扳 36 次;然后再左脚踏在地面不动,抬起右膝,两手抱右小腿,用力向腹部靠拢,扳 36 次。

2.功效　此功可使下肢气血流畅,经络疏通,对下肢酸痛、麻木有良好疗效。

转腰导引功

1.练功方法

(1)平坐椅上,两脚分开与肩同宽,大腿与小腿成 90°,躯干正直,全身放松,下颌微收。

(2)两手叉腰,拇指在前,其余 4 指在后;含胸,两肩内收;上身向左转到极限,再回位,向右转到极限,为 1 次,共做 64 次。

2.功效　舒通气机,解除胸闷不适,防治肚腹冷痛。

织布调整血脉法

1.练功方法　坐在床上或干净的地板上,两腿伸直并拢,足尖朝上,手掌向外,两手向足部作推的姿势,上身前俯,这时向外呼气;推尽即返回来,返回来的时候,手掌向里面,这时吸气,往返

36 次。

2.功效　本法实际上就是模仿手工织布的姿势,具有加深肺活量和增进心功能的作用。经常锻炼本法,可以调整血脉,防治胸痹(即经常胸部闷痛、呼吸不舒,包括肋间神经痛、冠状动脉粥样硬化性心脏病等)。对于长期伏案工作者,锻炼本法尤其适宜。

三熨法

1.练功方法

(1)熨法:将毛巾放在稍烫手的热水中浸透,折叠成小块,然后放在合闭的两眼上,用双手在热毛巾外边轻微地揉眼。待毛巾稍凉为止。

(2)熨脑:用热毛巾放在后脑门上熨。

(3)熨耳:用热毛巾放在耳上,先熨左耳或先熨右耳均可。

2.功效　熨眼可治老花眼、近视眼,熨脑可治头晕、高血压,熨耳可治功能性耳聋。

养血宁心功

1.练功方法

(1)平坐椅上,两脚分开与肩同宽,大腿与小腿成 90°,躯干正直,全身放松,下颌微收。

(2)两手掌相搓 64 次;左手放小腹前,手心对正小腹,相距 10厘米左右;右手抬起,手心正对胸正中偏左的心脏部位,手心距胸部约 10 厘米,意想心脏是红色的。每次做 10 分钟。

2.功效　对风湿性心脏病、冠心病、心律不齐等有防治效果。

照胃运趾功

1.练功方法

(1)平坐椅上,两脚分开与肩同宽,大腿与小腿成 90°,躯干正直,全身放松,下颌微收。

(2)两手掌相互按摩至热,两手心正对胃部,距离约 10 厘米,10 个脚趾同时抓地。每次做 10 分钟。

2.功效　此功对消化不良有显著疗效,餐后 1 小时做此功,效果更佳。

升高血压健身术

1.练功方法

(1)平坐椅上,躯干正直,两脚分开与肩同宽,大腿与小腿成 90°,全身放松,下颌微收。

(2)两眼轻闭,屈肘,两手慢慢抬起,两手心正对两乳,与两乳相距 10 厘米左右,意念由两手心射出两道白光,射入两乳内;由腹部上来两股气流在两乳内与白光相接,每次静坐 20 分钟左右。

2.功效　久练此功能使低血压回升。

降压健身功

1.练功方法

(1)平坐于椅子上,两脚分开与肩同宽,大腿与小腿成 90°,躯干正直,全身放松,下颌微收。

(2)两手放在大腿外侧,臂微屈,手心向下,手指朝前,两手在大腿外距离 10 厘米左右,两眼轻闭,意想两手心劳宫穴与两脚心涌泉穴相合,每次静坐 20 分钟。

2.功效　此功对防治高血压病有良效。

防治腰背酸痛术

1.练功方法

(1)端坐靠背椅上。双臂斜上举,伸展上体,头部和上体慢慢后仰,到极限为止,保持数秒钟,还原放松。连续做 3 次。

(2)俯卧,臂放体侧,头和上体抬起后仰到极限,保持数秒钟,还原放松。连续做 5～6 次。

（3）提起脚跟，还原。随时做。

（4）坐着工作时，双手托桌底用力上托，5秒钟后放松，重复数次。

（5）赤足踩一个小塑料球或网球做滚动按摩10分钟，每天做数次。

2.功效　常练此术，对防治腰腿痛、腰肌劳损等都有良好的效果。

膝关节酸痛的站桩疗法

1.练功方法　双脚分开与肩同宽，足尖和膝向前，然后慢慢下蹲，使膝关节保持130°左右的半蹲姿势；上身平直，重心稍靠后，颈部放松，头部保持正直，躯干自然挺直，呼吸均匀自如；上肢向前平举，肩部放松，肘关节微屈，手心向外，指微屈。3～4分钟后如肩部酸痛坚持不住时，可放下上肢，休息1～2分钟后再举起。每次站桩后要慢慢伸直膝关节，站立3分钟，再活动一下膝关节，并做放松活动。

2.功效　此功可治疗运动或日常生活中的膝关节受伤酸痛。

抓拳摆趾强身功

1.练功方法　盘坐，左足里，右足外；两手在脐前十字交叉，左手上，右手下。扳动足十趾（自然屈伸）和手十指（抓握拳），共做81次。

2.功效　同时扳动足趾、手指，可疏通手足三阴三阳十二经脉，能振奋奇经八脉，具有强身祛病的功效。

抵穴坐功

1.练功方法

（1）端正上身，盘膝正坐，闭口合齿勿用力，舌尖抵上下齿缝间。

（2）用一小于乒乓球的圆形硬物,抵住尾闾下方、肛门上方的长强穴,坚持1～2分钟。

（3）两手置于小腹前或腿上,左手拇指掐中指尖端,右手拇指掐于左手第4指根部横纹偏大指侧,同时意守长强穴。

2.*功效*　此功法有培益真阳的作用,既可强身,又可防治各种虚证。

搓耳回春功

1.*练功方法*

（1）两脚开立,与肩同宽,两臂松垂,掌心贴近大腿外侧;头顶正直,舌舐上腭,摒除杂念。

（2）两手掌相互摩擦至热,用手掌握揉双耳及耳朵周围皮肤,促使耳朵四周气血充分流动,搓揉耳朵发热为止。

（3）然后两示指伸直,插入两耳孔,将外耳道完全堵塞,突然往外拔出,共插拔6次。

2.*功效*　滋补、强壮肾气,防治耳鸣、耳痛。

洗髓法

1.*练功方法*　仰面平躺在床上,勿用枕头,头和整个身躯都放平,两手张开,斜放在体侧,手心朝上。两腿自然分开,全身放松,宁神息虑。首先将思想集中于百会穴附近,使产生一种云雾状的感觉,即气感;然后用意念自后脑根开始,沿着脊柱,一个脊椎骨一个脊椎骨地细细往下想,一节一节慢慢往下想,直至尾闾穴。再从头开始,如此周而复始,每次练5～10分钟方显功效。

2.*功效*　此功能改善人体的身体素质。初练时,会把全身旧病勾起,使人感到不舒服,但坚持下去,不适感就会消失,整个体质获得改善。练武者练习此功,能使周身骨骼增强韧性,并使关节灵活。

禅观采气功

1.练功方法　慢慢地把心安定下来,闭目内视身体,想象自然界的太和元气如紫云成盖状,而且五色分明、慢慢下降,到达头顶,由头顶进入体内。再想象雨后初晴、云落山头,移入自己体内,从皮肤到骨髓,又渐渐进入腹中,渗透四肢,腹中发出"汩汩"声响。想象真气集聚到小腹部的气海穴,一会儿,又从气海穴循着两腿下行,到达脚心的涌泉穴。这样做一次为一通,日做3～5通。

2.功效　每日坚持锻炼,会自觉身体轻盈,精力充沛,思维敏捷,食欲增进。日久,面色光润,耳聪目明,开智益寿。

6秒钟坐位功法

1.练功方法

(1)两臂伸直,两手掌分别撑在双膝上,挺胸伸背,并使上身向前倾斜,同时腹部用力收缩,维持6秒钟。

(2)用一手手指抓住同侧椅座的边缘,上身向对侧倾斜,同时用力于腹部,维持6秒钟,两侧交替。

(3)两腿略分开,双手手指抓住椅座边缘,背向后倾斜,同时用力于腹部,维持6秒钟。

2.功效　此功可以加强腰、腹、肩部的肌肉力量,使松弛的腹部收紧,使身体柔韧,富有弹性。

叩齿养生法

1.练功方法　晨起先叩臼齿36次,次叩门(前)齿36次,再叩犬齿36次,最后用舌舔齿周3～5圈。

2.功效　古人认为齿健则身健,身健则长寿。唐代名医孙思邈主张"清晨叩齿三百下"。明代150多岁的寿星冷谦在谈长寿秘诀时,也强调"齿宜常叩"。坚持此法,能使咀嚼肌健壮有力,牙齿固,不易脱落,还能预防各种牙病。

养心坐功

1.**练功方法**　盘腿正坐或小腿下垂坐在椅子上，脚着地两手握拳，用力在两臂和身上相互捶击，左、右各 36 次；再以两手上托下按，左右交替，上下各 8 次。每次一息（一吸一呼为一息）。呼吸时，气由鼻徐徐吸入，由口缓缓吐出，再以两手交叉相握，以脚踏手中，手拉脚蹬，用力左右各 6 次；最后叩齿 30 次，漱津咽下，闭目养神，良久而止。

2.**功效**　此功有延年益寿之效，并可治心慌胸闷、气急风邪等病。

养肺坐功

1.**练功方法**　盘腿正坐，两手前触地，缩身屈脊，再直腰伸臂上举，如此 3 次；以两手反拳捶背，上下各 32 次；最后叩齿咽津，闭目养神，良久而止。

2.**功效**　可去肺部风邪积劳，去肺间风毒闭气，常行之，有良效。

养脾坐功

1.**练功方法**　正坐，两腿同时一伸一屈，两臂伸直，两手上举，向后仰身反擎，反复 3～5 次；再跪坐，两手左右扶地，回头用力向左右虚视，各 3～5 次。

2.**功效**　此功于健康长寿十分有益，久行之，能治脾积聚风邪、脾胃不适，增加食欲。

擦背养生法

1.**练功方法**　用毛巾浸在 40℃ 左右的温水中，取出拧干，用力擦背，以皮肤擦红发热为度。

2.**功效**　热水擦背可使皮肤毛细血管扩张，淋巴液回流量增加,对血液循环、体液的再分配及刺激神经末梢能产生较好的影响。对神经衰弱、便秘、高血压、高脂血症、冠心病等,都有一定的辅助治疗作用。

自我放松养生法

1.练功方法　先洗温水浴,然后和衣静躺或静坐,闭目静息。先紧握右手,让肌肉收缩 5～10 秒钟,然后放松同样时间,接着紧屈右臂,让右臂肌肉收缩,再放松,时间同前。如此顺次做左手、左臂、两肩、右脚、右腿,最后是左脚、左腿,轮番松紧几次。松紧时,缓慢做深呼吸,鼻吸气,从微闭的嘴唇呼出。肌肉放松完毕,再平静呼吸 1 分钟。

2.功效　消除紧张,自我放松,是保健益寿的有效方法。在练此法过程中,若能同时放轻音乐,效果更佳。

傅元虚抱顶法

1.练功方法　以身端坐,将两手掌反复搓擦至热,按抱顶门,微闭双目,凝神调息,先念吹字诀,再念呵字诀,复意引内气升腾头顶,共 17 次。

2.功效　防治头昏头晕。

寇先鼓琴法

1.练功方法　盘膝端坐,以两手按膝,向左扭头项及背,运气一口;复向右转头项及背,亦运气一口。一左一右,名曰摇天柱,各 12 次。

2.功效　防治头痛、诸风与血脉不通。

吕洞宾行气法

1.练功方法　自然站立,平心静气,左手平舒前伸,以右手自左手腕以上捏至左肩膀下,同时运气 22 口。依上所行,交换,以左手捏右手,亦运气 22 口。

2. 功效　可防治肩膀疼痛。

彭祖观井法

1.练功方法　正身立定,伸腰挺胸,平视前方,调息定气,两手握固为拳,手臂平端,弯腰到地,如鞠躬一样,然后缓缓起身,两臂高举,伸展腰身、闭口,用鼻微微缓缓放气。如此锻炼 3～5 次。

2.功效　防治腰部、腿部疼痛,行动不便。

盘腿握脚功

1.练功方法　端坐于床上,两膝弯曲外展,两脚足心相对,两手握住两脚,向臀部靠拢,两手扳两膝向上,两脚掌不得离开,然后放松使两膝自然下落,回复原位,如此向上扳动两膝 24 次。两手抓住两脚,上身做顺时针方向旋转 24 圈,再做逆时针方向旋转 24 圈。

2.功效　可治痔疮、膝冷痛。

会阴疏导功

1.练功方法　自然站立,两脚分开,用左手将睾丸搂起,用右手摩挲睾丸下面,一推一拉为一次,共搓 64 次,每天早晚各做一次。

2.功效　治阴囊湿疹。

阳痿搓掠功

1.练功方法

(1)用温水洗脚后,坐在椅子或沙发上,搓左右脚心各 108 次。

(2)掠大腿内侧,由膝盖内侧开始向上一直掠到腹股沟,左右腿各掠 108 次。每晚睡觉前做一次。

2.功效　可治阳痿、性功能衰退等症。

下肢导引功

1.练功方法　坐在沙发或椅子上,用拇指点按内踝至跟腱前缘处,点按时稍用力至有酸胀时停止,然后在该处用手掌上下搓。一上一下为一次,搓 108 次,每天早、晚各做一次。

2.功效　主治下肢水肿、癫痫。

仰卧龟息功

1.练功方法　仰卧床上,全身放松,将被子盖到脖子上,用两手抓住被子头,意念想脐下小腹处内有气,做顺时针方向转 36 圈,逆时针转 36 圈,然后深吸一口气送至腹部,闭气,将头往被子里缩,缩到最大限度时,轻轻将头伸出被子外,慢慢呼气。一吸一呼为一次,共做 24 次。

2.功效　对便秘者有效。

散寒止痛功

1.练功方法　仰卧在床上,两脚分开与肩同宽,脚尖自然外分,全身放松,自然呼吸 12 息,即改为口吸,吸要深长直吞入腹,再慢慢自鼻呼出。一吸一呼为一次,共做 36 次。

2.功效　此功可散寒止痛,对腹寒、腹痛症有效。

噩梦化解功

1.练功方法　两手拇指屈向掌心,其余 4 个手指握拳。拇指在内,握拳要紧。经常练习,一有空闲即握紧拳,养成习惯,最好睡觉时也握拳,这样就不会做噩梦了。

2.功效　消除噩梦。

止吐导引功

1.练功方法　仰卧,全身放松,两腿伸直,两臂自然松垂放于体侧,将左脚放在右脚背上,用鼻做深长匀细之呼吸 24 次,再将右脚放在左脚背上,再用鼻子做深呼吸 24 次。

2.功效　止吐。

吸气退热功

1.练功方法　端坐于床上,两手向后撑按床上,头向后仰,面朝天,用嘴做深长匀细之吸气,随吸随咽下,稍闭气后,再慢慢地呼出来,一吸一呼为一次,共做 64 次。

2.功效　此功可以退高热及内伤发热。

神龟服气功

1.练功方法

(1)两脚分开 60～70 厘米站立,两手重叠捂在下腹部,全身放松,缓慢呼吸 3～5 次。在最后一次呼吸的同时,上身要向前弯,使头部比膝盖稍低些,使肺里的气吐尽。

(2)像用勺子舀水那样,把腭部突起,同时缓慢吸气,并把上身缓缓抬起来。在膝盖几乎恢复到原来状态时,把气吸满。然后努着嘴,用鼻孔细、深、长地缓慢将气呼出。在意念的感觉上,像是海龟从水里抬起头来吸气一样。如此做 9 次,习惯后可做 18 次、36 次。

2.功效　促进头颈部血液循环,减缓大脑衰老速度,并对头痛、颈项疼痛有较好的防治效果。

运腕健身法

1.练功方法

(1)旋腕:两手十指交叉在一起,掌根不贴在一起,留有空隙。然后交叉的双手同时由里向外旋手腕,做 10 余次;再由外向里旋转手腕 10 余次。

(2)摇腕:两手屈肘抬至胸前,小臂竖起,双手成掌,十指左右相对,掌心向内,拇指在上,腕部放松,然后向前向胸部成半扇形甩动,做 10 余次。双手抬至胸前,距离肩宽。小臂竖起,双掌掌心朝下,屈腕自然放松,然后两掌做左右横向甩动 10 余次。

(3)刺腕:双手半握拳,两手的腕部相互叩击,先叩击腕内部,然后叩击腕外部。腕的内外正是内关穴和外关穴附近,震动刺激这一带,对防治上肢肩臂麻痹、疼痛有一定作用。

2.功效　手与腕是一个互相衔接的整体,皮肤、肌肉、血管、神经、经络等互相贯通。一般来说,腕关节处气血不易通过,只有加强锻炼,才能使经络畅通,手才能得到充分的营养物质而红润、细嫩、不易衰老。腕部的锻炼可增强手腕及手部的抗病能力,能预防手指麻木、骨质增生、腱鞘炎等疾病。

运指健手功

1.练功方法

(1)擦手背:右掌掌心交叠在左手手背上,两手指朝相反的方向,两掌平伸,然后用右手掌摩擦左掌的掌背,两掌同时向袖口方向运动。摩擦速度要均匀,连擦 10 余次。然后换左手掌擦右掌背。

(2)互搓指侧:两掌掌心朝下,十指交叉,互搓 10 指。

(3)旋拧手指:用一手的拇指、示指捻动另一手各指关节四周,可搓捻、旋拧,做 10 余次。两手交替进行。

2.功效　运指擦手可以改善手部的血液循环,增强手部功能,保持手的灵活性,同时可以增强内脏器官的功能。

手指圆润功

1.练功方法　以右手拇指与示指,握住左手拇指前端,像扭转水龙头开关那样,边扭边由指尖向指根部移动,左右扭转 30 次。再依左手的示指、中指、环指及小指的顺序,一一加以同样的扭转。

2.功效　这是针对手上皮肤皱纹增多、粗糙及缺乏活力而施行的功法。可使手部气血流通旺盛,指变得圆润光滑,富有活力。

保持手指柔美的健美操

在平时保养双手的同时,还要加做手指操,这样可以促进手部血液循环的加快,促进皮肤的新陈代谢,使手指各关节得到充分锻炼,令手指活动灵巧,保持手的柔美。

下面介绍的手操都非常简单,随时都可以做。具体做法如下。

(1)伸直左手,用伸直的右手背贴在左手背上来回摩擦,然后相反运动。

(2)把双手伸直,左右摇动,摇动得越快越好。

(3)用手握拳,然后放开,由慢到快持续 2 分钟。

(4)用手做干浴,搓手。

(5)做翻花鼓的动作。手指手腕部尽可能地向外翻。

(6)臃肿的手指,可在热水中做按摩,以促进血液循环。

(7)用手指模仿弹钢琴的样子,想象自己正在弹钢琴,手指换动移位,越快越好。

增强胃肠功能健腹操

1.练功方法　两腿跪坐,挺胸直腰,双手放在双膝上。然后缓缓前倾上体,尽量向前屈体。之后慢慢恢复原来的姿势,再将上体尽量后仰。重复5～6次。

2.功效　通过伸屈腹部,可以增加对胃肠部位的刺激,加强腹部肌肉的功能,起到消除食欲缺乏、加强胃肠功能的作用。同时还可消除腹部多余的脂肪,健美身体。

大腿美化功

1.练功方法

(1)脚跟并立,脚尖各朝两方向分开,慢慢屈膝,身体尽可能降低。

（2）两腿靠拢，跪于地，向后坐在脚跟上，然后慢慢抬起身子，直到头膝成一条线为止。

（3）坐椅子边缘，两膝之间放一圆球，先紧紧夹住，再放松。重复12次。

2.功效　经常锻炼此功，可增强大腿肌肉的力量，消除大腿的多余脂肪，使大腿健美。

双足美化功

1.练功方法

（1）双腿直立，脚尖并拢，双手扶椅背，徐徐提身用脚尖站立，保持1分钟。使身体重量由脚掌外侧承受。

（2）坐正。双腿着地，尽力用脚趾夹住某一件物品（如手帕、盒子等），然后将该物体用脚掌中部拨动，直至脚趾较向内侧。

（3）在地板上放一本书。由两脚掌内侧夹住书本，然后徐徐抬高身体，用脚尖站立，再慢慢还原。

（4）坐正，两脚掌对紧，放下脚掌，然后再重新对紧。

2.功效　改善足部血液循环，使步态自然、轻盈、雅观。

棕刷摩擦健身法

1.练功方法　先脱去衣服，有可能的话，最好赤身裸体，用一把棕刷子来摩刷身体。按照左小腿、右小腿、左手、右手、左大腿、右大腿、左臂、右臂、臀部、背脊、腹部、胸部等顺序摩刷，至肌肤微热并呈现薄红色为止。夏季可用水淋湿刷子，轻力用冷水摩擦。全身摩擦完毕之后即穿上衣服。有条件的话，可在洗澡时操作。

2.功效　摩擦健身法可以加强血管的反射，使肌肤对暑热、寒冷的反应减轻，并可抵抗感冒风寒等疾病。此外，还能使全身的毛细血管舒畅，血液运行顺利，防止高血压病的发生和皮肤老化。同时，由于皮肤血液循环功能的增强，使人体内脏器官的血流亦畅通，这对心、脑、肾、胃等部位的健康都十分有益。

健身五功强身法

1.练功方法

（1）抓功：每晚一躺下，左右手十指即同时张开抓 50～100 次。开会、听报告时也常常抓。

（2）揉功：把手掌搓热，轻揉腹部，由左而右，揉 100 次。

（3）搓功：以双掌及手指，搓面部五官及头部。更重要的是搓脚心。晚间临睡时，平躺在床上，用右足蹋趾的左侧搓左足涌泉穴 50 次，然后换脚搓，习惯后每回可搓 100 次。早晨醒来，重复搓 1 回。

（4）捣功：用两拳捣捶两臂、两大腿及膝部、腰部各 30～50 次。

（5）摇功：盘腿坐着，先旋转头颈 30～50 次，后以腰为中枢，摇摆上身 30～50 次。

2.功效　久练此功，可使腰强脚健，耳聪目明，精神旺盛，体力充沛。

秘传提肾功

1.练功方法

（1）端坐凳子上，双脚踏地，两脚距离同肩宽，双手分别放在双腿上，掌心向上或向下均可。思想集中于身体下部（男指睾丸、阴茎、肛门括约肌等，女指大小阴唇、阴道、肛门括约肌等）。

（2）腹式顺呼吸，即呼气时腹部凹进，同时略用点力将身体下部提起，也就是往上一紧缩，如憋尿状；呼气时，腹部凸出，同时放松身体下部，即一松。这样，随着呼吸，腹部和下部一紧一松，反复练习 18 次，最多不要超过 24 次。

2.功效　此功法对全身性衰弱有调节性疗效，对生殖系统疾病、胃肠炎、腰椎肥大性关节炎有针对性疗效。

对搓内肾强腰法

1.练功方法　两手对搓发热之后,紧按腰部的肾俞穴,用力向下搓到尾闾部,然后再搓回两臂后屈尽处,这是1次,共36次。

2.功效　肾俞属足太阳膀胱经,与带脉有密切联系(带脉是环绕腰部的经脉),腰部也是肾脏所居的部位,最喜暖恶寒,用掌搓腰之后,会产生生物电,增进局部发热,这样可以促进腰部血液循环,增强肾脏功能,疏通带脉。长期坚持锻炼,不但可以防治腰部的多种疾病,如腰肌劳损、风湿性或类风湿腰椎关节炎,还可以治疗遗精、遗尿、月经不调、神经衰弱等疾病。

马步刷牙健腰法

1.练功方法　早晚刷牙时,采用马步姿势:两脚左右开立、两脚尖向前、两脚平行,不宜形成内外八字,重心落于两腿间,两腿距离与自己肩宽相等,膝弯曲至大腿与地面近似平行(或膝弯度稍大),膝盖微向里扣,膝向前不得超过脚尖,松肩,坐腰,头顶与会阴部成一垂直线,眼平视,平心静气,呼吸自然,宽胸突腹,圆裆,然后开始刷牙。

2.功效　中医学认为"腰为肾之府",肾存在腰部,而精存在肾处。精生骨髓,骨髓上通于脑,故脑有"髓海"之称。肾气强,则精髓满,脑力充足,精神健旺,智慧技巧随之发达。长期用马步姿势刷牙,能健腰固肾,使人精力充沛,脑子精巧灵敏,还可以防治腰膝冷痛、眩晕健忘、精神萎靡不振等疾病。

运动水土健身术

1.练功方法

(1)站势或坐势,两手上下摩两胁21次。自然呼吸,意想胁部,并尽量使胁部放松。

(2)接上势,两手内劳宫穴分别对准两肾俞穴按揉1～3分钟,或使两肾俞透热。自然呼吸,意守两肾俞穴,并注意两肾俞穴的感应。

(3)接上势,两手按于两肾俞穴1分钟。呼吸与意念同上,细心体验肾俞穴的热感,并意想这热感越来越强。

2.功效　本法每日早、晚各做1次,或每晚做1次。功在补益脾肾,理气和胃,久行之可令百脉流通,五脏安和。对胸闷不舒、胸胁满闷、消化不良、饮食积滞等病症有较好的防治效果,同时对脾肾阳虚所引起的泄泻也有较好的治疗效果,故本法素为古代养生家所重视。

站立健康法

1.练功方法

(1)把腹部轻轻地缩入,然后竭尽全力地缩向脊柱。

(2)当腹部缩入已达到极限时,使劲地把积存的忍气吐出,与此同时,快速地把腹部"弹出"回复原状。

2.功效　此运动能对胃、肠、肝脏、肾脏、胰脏造成刺激,而变成新的活动开始。在腰肢的四周,似乎可听到"吱、吱"的消化液分泌的声音。患有胃病的人,每日可做3~4次,1周后,就会有极好的效果出现,能使排便通畅,体力充沛。

抚摸胸部安神法

1. 练功方法　用左手轻轻抚摸右胸,反之,用右手轻轻抚摸左胸,共2~3分钟,能使人产生心境宁静的感觉。如果是女性,由于胸部是敏感的神经部位,收效更佳。尤其是对于乳部不够丰满的女性,较之使用"丰乳器"的丰乳作用更大,更自然。

2. 功效　中医学认为,胸部是"宗气"之所在。宗气是由饮食中的水谷精微和吸入的自然之气结合而成的,是一种积聚于胸中、循环不休的大气。它是推动肺的呼吸,推动营气和血脉运行的动力。经常抚摸胸部,不但能使人心胸开阔,心境宁静,更主要的是能改善肺部及心脏的工作能力,从而促进了身体健康。

晃海健身术

1.练功方法　安静平坐或盘腿坐均可。双手放在两膝盖上方,放的位置以舒适、放松为度。头正、身直、鼻对脐,松静自然地静坐片刻;然后轻轻地放松身体,先以右向俯身,继而向左旋转、舒身、上起,转一整圈,归于原位;接着就向左俯身,向右旋转、舒身、上起,转一整圈,归于原位。左、右各转 18～36 圈。最后复归原势,静坐片刻。

2.功效　晃海是一种自我保健运动,通过练晃海,可使练功者五脏六腑、四肢百骸都得到运动,推动经络全面正常运行,使气血调和,增强内脏的功能。实践证明,此功对一些常见慢性病,尤其是失眠多梦、胃肠功能紊乱等,疗效显著。

疾病自测有秘诀

根据发热的程度辨病

1. 长期低热　患者体温在 37.4～38℃,热程超过 1 个月,可见于结核病、甲状腺功能亢进症、慢性扁桃体炎、慢性胆囊炎、慢性盆腔炎、慢性活动性肝炎及各种功能性低热。

2. 中度发热　患者体温在 38～39℃,可见于结核病、感冒、急性阑尾炎、原发性肝癌等疾病。

3. 高热　患者体温在 39～40℃,常见于肺炎、化脓性胆管炎、败血症、淋巴瘤等。

4. 超高热　患者体温超过 41℃,可见于中暑、病毒性脑炎、输液反应及病人临终前。

根据热型辨病

1. 稽留热　患者体温持续 39～40℃达数日或数周,且体温波动在 1℃以内,可见于肺炎、伤寒或斑疹伤寒。

2. 弛张热　患者体温高于 39℃,且一天内波动幅度达 2℃以上,可见于风湿热、败血症、化脓性疾病等。

3. 间歇热　患者体温在一天之间可由 39℃下降至 37℃,然后又骤然上升,呈交替出现,反复发作,可见于疟疾、急性肾盂肾炎。

4. 回归热　患者体温骤升至 39℃以上,持续数天后又骤然下降至正常水平,高热与正常期各持续数日,再重复出现。可见于回

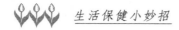

归热、霍奇金病、周期热。

根据头痛的部位辨病

（1）偏头痛多在右侧颞部。

（2）高血压性头痛一般在枕后部。

（3）硬膜下血肿引起的头痛，多在前额、颞部及顶部。

（4）浅在、局限性头痛，多为眼、鼻、牙齿等处病变所引起。

（5）位置深在的头痛，则可能是脑脓肿、脑肿瘤、脑膜炎、脑炎等疾病。

（6）弥漫性的全头部头痛多由颅内外的急性疾病所引起。

根据头痛的性质辨病

（1）面部的阵发性电击样剧痛，多为原发性三叉神经痛。

（2）胀痛或搏动样跳痛常为血管性头痛，如偏头痛。

（3）强烈钝痛可为脑膜炎、脑炎所引起。

（4）具有重压感、紧箍感的头痛或呈钳夹样疼痛，可能为紧张性头痛（或肌肉收缩性头痛）。

根据头痛的出现时间和持续时间辨病

（1）晨间头痛多见于额窦炎、偏头痛、颅内肿瘤，有规则的午后头痛多为上颌窦炎（鼻窦炎中的一种）。

（2）神经官能性头痛具有病程长、波动起伏、易变的特点。

（3）偏头痛多呈周期性反复发作，往往在上午发生，可持续数小时或1～2天。女性在月经期发作较为频繁。

（4）脑肿瘤引起的头痛可呈慢性，持续较长时间。

根据头痛的伴随症状辨病

（1）头痛伴发热，多为感染性疾病如脑膜炎、肺炎、扁桃体炎所引起。

(2)头痛伴剧烈呕吐,可为颅内压增高所致。

(3)头痛伴眩晕,可见于小脑肿瘤、椎-基底动脉供血不足等。

(4)头痛伴视力障碍,可能为青光眼、散光或近视、某些脑肿瘤。

(5)头痛伴高血压,可见于高血压病或症状性高血压。

(6)头痛伴癫痫发作,可见于脑血管畸形、脑寄生虫囊肿、脑肿瘤等。

(7)头痛伴颈项强直,多为脑炎、脑膜炎、蛛网膜下隙出血、颈枕部疾病。

(8)头痛伴颜面或肢体瘫痪,多为脑出血、脑血栓、脑梗死或脑肿瘤。

(9)慢性进行性头痛伴突然加剧和神志改变,提示有脑疝的危险。

根据咳嗽的性质辨病

(1)无痰干咳,多见于胸膜炎、支气管异物、慢性咽炎或喉炎。

(2)多痰咳嗽,常见于慢性支气管炎、支气管扩张、肺脓肿、空洞型肺结核等疾病。

(3)少痰咳嗽,可出现于早期急性支气管炎、肺炎、哮喘、早期肺结核等疾病。

根据咳嗽的时间辨病

(1)晨咳,多见于支气管扩张、慢性肺脓肿。

(2)夜间咳嗽,见于慢性支气管炎、肺结核、慢性左心功能不全。

根据咳嗽的规律辨病

(1)单发性咳嗽,可见于气管炎、肺结核初期。

(2)阵发性咳嗽,可为百日咳、呼吸道异物、支气管哮喘等疾病

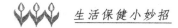

的表现之一。

(3)连续性咳嗽,常见于慢性支气管炎、支气管扩张、空洞型肺结核。

根据咳嗽的声音辨病

(1)金属音调咳嗽,可见于纵隔肿瘤、主动脉瘤、支气管肺癌等。

(2)嘶哑性咳嗽,可能为声带发炎及喉部炎症、结核、肿瘤等疾病所致。

(3)犬吠样咳嗽,可为喉狭窄、气管受压、癔症等疾病的表现之一。

(4)无声或低声咳嗽,可见于声带麻痹、水肿及全身衰竭无力者。

根据咳嗽的痰液辨病

(1)黏液脓性痰或脓性痰,多见于呼吸道化脓性炎症。

(2)铁锈色痰,多见于大叶性肺炎。

(3)浅绿色或黄绿色痰,多提示铜绿假单胞菌感染。

(4)巧克力色痰,多为阿米巴肝脓肿并发肺脓肿所致。

根据咳嗽的伴随症状辨病

(1)咳嗽伴发热,见于上呼吸道感染、肺炎、肺结核。

(2)咳嗽伴胸痛,可见于肺炎、胸膜炎、自发性气胸、肺癌胸膜转移等。

(3)咳嗽伴气急,多见于喘息性气管炎、支气管哮喘、左心衰竭。

(4)咳嗽伴喘息,可能是支气管哮喘、哮喘性气管炎、心源性哮喘。

(5)咳嗽伴声嘶,见于声带炎症、纵隔肿瘤。

(6)咳嗽伴杵状指,可能是患有支气管扩张、肺源性心脏病。

(7)咳嗽伴呕吐,常见于百日咳。

根据胸痛的伴随症状辨病

(1)剧烈胸痛伴极度呼吸困难、咯血,可能是肺梗死。

(2)胸痛如伴咳嗽、咳痰、发热,可能是肺炎、胸膜炎。

(3)自发性气胸除了有突然胸痛,还伴有极度呼吸困难。

(4)食管炎患者往往是胸痛伴发吞咽困难,并且胸痛随吞咽而加剧。

(5)胸痛伴咯血,常见于肺癌、肺梗死。

根据咯血者的年龄辨病

(1)青壮年咯血,可能是患有肺结核、支气管扩张症等疾病。

(2)中老年及老年人咯血,且反复发作,尤其是有多年吸烟史者,可能患有慢性支气管炎或肺癌。

根据咯血量辨病

(1)少量咯血(痰中带血或咯血在100毫升以内),见于支气管炎、肺结核、支气管扩张、支气管肺癌等。

(2)中量咯血(咯血100~500毫升),可见于支气管内异物、急性肺水肿、支气管扩张、肺结核等。

(3)大量咯血(咯血在500毫升以上),可见于空洞型肺结核、支气管扩张等。

(4)咯血量大而骤然停止,可见于支气管扩张。

根据咯血的伴随症状辨病

(1)咯血伴发热,可能是患有肺结核、支气管肺癌、肾综合征出血热、支气管扩张伴发感染、大叶性肺炎、肺脓肿等疾病。

(2)咯血伴胸痛,可见于大叶性肺炎、肺梗死、肺结核、支气管肺癌等病变。

（3）咯血伴呛咳，可能是患有支气管肺癌、肺炎等疾病。

（4）咯血伴皮肤黏膜出血，可见于钩端螺旋体病、肾综合征出血热、血液病等。

（5）咯血伴黄疸，可见于钩端螺旋体病、大叶性肺炎、肺梗死等。

（6）咯血伴进行性消瘦，可能是肺结核、支气管肺癌。

根据呕血者的年龄辨病

（1）中青年人呕血，多为消化性溃疡所致。

（2）中年及老年人呕血，应考虑肝硬化所致食管下段和胃底静脉曲张破裂出血或胃癌所致出血。

根据呕血的性状辨病

（1）呕大量鲜血，可见于食管下段及胃底静脉曲张破裂出血。

（2）呕新鲜血但量少，可能为贲门黏膜撕裂症。

（3）呕出咖啡色含食物残渣者，可见于消化性溃疡、胃癌或胆管出血。

根据呕血的伴随症状辨病

（1）呕血伴有节律性上腹疼痛，可能是消化性溃疡。

（2）呕血伴有无节律性上腹疼痛，且出血后上腹痛仍不缓解，可能是胃癌。

（3）呕血伴黄疸者，可见于肝硬化、出血性胆管炎、钩端螺旋体病、重型肝炎、壶腹癌等。

（4）呕血伴蜘蛛痣、腹壁静脉曲张，可见于食管下段和胃底静脉曲张破裂出血。

（5）呕血伴皮肤、黏膜出血，可能为血液病、重症肝炎等。

（6）呕血伴发冷、发热、右上腹绞痛者，往往提示为胆道出血。

（7）呕血伴消瘦、食欲减退，可能是患了胃癌。

从口腔气味辨病

1. 粪臭味　口臭气味浓烈，犹如粪臭味，很可能是胃肠道疾病造成的。慢性萎缩性胃炎常出现酸臭味；幽门梗阻会出现臭鸭蛋味；严重便秘和肠梗阻会出现粪臭味。另外，食管炎、慢性胃炎、肠炎等因慢性炎症导致消化道动力障碍，食物排出缓慢、存留、反流，也会出现口臭。如果伴有恶心、腹痛等即可确诊患消化道疾病。

2. 烂苹果味　这是一种糖尿病患者特有的口臭，即烂苹果味。糖尿病患者伴有不同程度免疫功能障碍，口腔中致病菌增多易引起牙龈炎和牙周炎，产生难闻气味。另一方面是血糖过高引起脂肪代谢分解活跃，大量脂肪被分解为丙酮、乙酸等酸性物质，通过肺部由口和鼻腔排出，因此呼出的口气会带有烂苹果味。

3. 尿液味　多数是患有泌尿系统疾病，尤其是慢性肾衰竭患者最为典型。当肾功能损害到一定程度，体内毒素不能顺利通过泌尿系统排出，血液中的尿素氮和氨含量增多，就会经过呼吸从口鼻排出一部分氨味的口气，因此患者口臭多似尿味。

从睡觉流口水辨病

常流口水，尤其是睡着之后常流口水的成年人，应该对自己的身体有所警惕。因为成年人睡觉流口水，可能是某些疾病发出的信号。一般成年人睡觉流口水的原因大致可以分为以下几种。

1. 口腔炎症　口腔炎症会促进唾液分泌，引起疼痛，导致流口水。一般经过治疗后，流口水的现象会自行消失。

2. 面神经炎　面部受凉、吹风或感冒之后，可能会出现睡觉流口水的情况。这类患者往往还同时伴有眼睛闭合不严、口角歪斜等症状，应及早治疗。

3. 用脑过度　当人用脑过度、极度疲劳，以及服用某些药物后,会引起机体自主神经功能紊乱,睡觉时可能出现副交感神经异常兴奋的情况,使大脑发出错误信号,从而从起睡觉流口水。在这种情况下要多休息,合理调整身心状态,以避免因免疫力下降而引起的各种疾病。

4. 脑卒中先兆　如果突然出现睡着后流口水,晨起发现口角歪斜,或有头痛等症状,意味着发生脑卒中的可能性比较大。患者在此种情况下切不可掉以轻心,应尽快就医检查。

5. 动脉硬化　动脉硬化会导致大脑和肌肉缺血、过氧,造成面部肌肉松弛,加上老年人吞咽能力减弱,从而引起睡觉流口水。即使没有口角歪斜、眼睛闭合不严等症状,也应尽快到医院检查。

从打嗝辨病

打嗝是一种常见的生理现象,本不值得大惊小怪,不过如果其很顽固或持续时间长,则可能是某些疾病的预警征兆。美国达拉斯胃肠病学家肯尼斯·布朗博士研究发现,持续打嗝超过 12 小时,就应该去看医生。如果还有其他症状,如发热、疼痛及气短等,打嗝实际上可能传递了一些疾病信号。

1. 胃酸反流　布朗表示,肠胃胀气和烧心会刺激膈肌,这是导致顽固性打嗝的一个主要原因。治愈这些肠胃毛病,打嗝也会随之消失。因此,如果打嗝无法自行停止,同时还伴有标志性的胃部、胸部或咽喉等灼痛感,那就应该去找医生进行诊治。

2. 神经损伤　膈肌痉挛很可能同迷走神经损伤存在关联,不管是暂时性的或是永久性的,比如肿瘤或外伤造成的神经损伤。任何因素导致颈、喉、胸及腹部等部位迷走神经无法正常发挥作用,烦人的顽固性打嗝就可能发生。

3. 脑卒中　打嗝甚至可能是身体发出的脑卒中预警信号。专家们尚未完全弄清其中的内在联系,不过一种特定类型的脑卒中同打嗝紧密相关。发生在后脑部位的脑卒中,容易引起顽固性打嗝,而且在女性中更常见。打嗝的同时,还常常伴有胸痛、麻木、视物模糊等症状。

4. 肾功能变差 如果一个人的肾功能缓慢变差,肾脏无法及时将体内有害的废物及时排出,会导致有害物在体内累积。但布朗表示,肾脏刚开始出问题时人体通常没有什么感觉。随着体内有害废物越积越多,会令膈肌和迷走神经不舒适,则导致频繁打嗝,这也是肾功能变差的征兆之一。如果同时伴有肌肉抽搐、极度口渴、皮肤日渐苍白,则情况更糟。这就可以解释,为何一些肾衰竭病人在开始透析前打嗝很频繁,但开始肾透析后这种情况就逐渐消失了。

根据吞咽困难者的年龄辨病

(1)小儿出生后或哺乳期内出现间歇性或经常性食后呕吐或吞咽困难,可能是先天性食管疾病。

(2)儿童时期突然出现吞咽困难,常为食管异物。

(3)中年以上患者的吞咽困难,从吞咽干食困难发展到咽下流质食物困难,特别是酗酒者,则与食管癌有关。

根据吞咽困难的起始时间辨病

(1)口腔、咽部及颈部食管病变,患者往往在吞咽一开始就感到不适。

(2)若吞咽后 2～5 秒发生吞咽困难,可能是食管胸段发生病变。

(3)如果在吞咽 5～15 秒发生剑突后部位不适感、疼痛或阻塞感,提示病变在食管下段。

根据吞咽困难时的伴随症状辨病

(1)吞咽困难伴呃逆,常提示为食管下段病变,如贲门癌、贲门食管失弛缓症、膈疝。

(2)吞咽困难伴有食物经鼻腔流出,可能是支配吞咽活动的神经肌肉发生病变。

（3）吞咽困难伴呕血，可见于食管癌、反流性食管炎或溃疡、膈疝、食管异物等。

（4）吞咽困难单侧喘鸣，常提示纵隔肿瘤压迫食管及一侧主支气管。

（5）吞咽困难伴声音改变，说明咽部可能有咽后壁脓肿或扁桃体周围脓肿，也可能是肿瘤。

根据吞咽困难时是否有疼痛辨病

（1）没有疼痛的吞咽困难多见于非感染性咽及食管的良性瘢痕狭窄及肿瘤。

（2）如果吞咽酸性食物时疼痛加重，可能是各种病因引起的黏膜溃疡性损害、尖锐异物损伤。

（3）明显吞咽困难和疼痛，可见于急性粟粒性肺结核伴咽结核。

根据呕吐的性质辨病

（1）因进食、饮酒、服用药物引起的呕吐，常伴有恶心，患者吐后会感觉轻松。

（2）喷射状呕吐常见于颅内病变，如脑肿瘤、脑炎、脑膜炎、高血压脑病，患者常无恶心的先兆，吐后亦不觉轻松。

（3）反射性呕吐可见于咽部刺激、胃肠道疾病、青光眼、肾绞痛等疾病。

（4）神经官能性呕吐与精神因素密切相关。患者无恶心感，呕吐往往于进食后立刻发生，常不费力，每口吐出量不多，吐完后可再进食。

根据呕吐发生的时间辨病

（1）单纯晨起呕吐，可能是妊娠。

（2）晨起呕吐隔夜食物，往往提示幽门梗阻。

（3）进食后短时间内即发生呕吐者，可能是患有胃炎或幽门痉挛。

（4）空腹时即有呕吐，且呕吐物较多，并含有隔夜食物伴粪便臭味，见于下段肠梗阻或粘连性腹膜炎。

根据呕吐的伴随症状辨病

（1）呕吐伴眩晕、眼球震颤，常见于内耳迷路炎、梅尼埃病、晕动病等前庭器官疾病。

（2）呕吐伴剧烈头痛者，可能是颅内高压症、偏头痛、急性全身性感染的早期、青光眼等。

（3）呕吐伴腹泻者，可见于急性胃肠炎、细菌性食物中毒、各种原因的急性中毒、甲状腺危象、慢性肾上腺皮质功能减退症危象。

（4）呕吐伴黄疸者，可能是患了急性黄疸型肝炎、急性胆管感染、急性胰腺炎、胆管蛔虫症等疾病。

（5）呕吐伴皮肤苍白、出汗、血压下降等症状时，可能是处于休克状态，或患者有前庭功能障碍。

（6）呕吐伴神经衰弱症状，可见于胃肠神经官能症、癔症等。

根据腹痛的缓急程度辨病

（1）炎症性病变引起的腹痛，往往开始时较轻，但以后可逐渐加重。

（2）腹痛剧烈而突然，且患者一般情况迅速恶化，多见于空腔脏器破裂、急性肠梗阻、实质性脏器破裂。

根据腹痛的部位辨病

（1）起病时最先疼痛和疼痛最显著的部位，多为病变所在部位。

（2）急性阑尾炎疼痛常在右下腹部。

（3）小肠绞痛位于肚脐周围。

（4）结肠疼痛常在下腹部，此处亦可能是急性盆腔炎症。

（5）肝胆疾病常位于右上腹部。

（6）胃痛一般是在中上腹痛。

根据腹痛的性质和程度辨病

（1）突然发生的，呈剧烈的刀割样、烧灼样持续性中上腹痛，往往提示为胃十二指肠溃疡急性穿孔。

（2）胆绞痛、胃绞痛或肠绞痛是逐渐加剧、迅速达到顶峰的剧痛，持续若干时间后可逐渐缓解，疼痛为间歇性。

（3）胆管、胰管、阑尾等部位蛔虫梗阻时，疼痛呈阵发性钻顶样。

（4）持续性、广泛性剧烈腹痛可见于急性弥漫性腹膜炎。

根据腹痛的伴随症状辨病

（1）急性腹痛伴寒战、高热，可能为急性梗阻性化脓性胆管炎、腹腔脏器脓肿、大叶性肺炎或化脓性心包炎。

（2）急性腹痛伴呕吐、腹胀、肛门停止排气，往往提示肠梗阻。

（3）急性腹痛伴腹泻，可见于急性胃肠炎、细菌性食物中毒、急性阑尾炎等。

（4）急性腹痛伴血便，可能是肠套叠、绞窄性肠梗阻、急性出血性坏死性肠炎。

（5）急性腹痛伴血尿，可能是泌尿系疾病。

根据便秘发生的急缓辨病

（1）急性发病，可由肠梗阻、肠麻痹、急性腹膜炎、脑血管意外及肛周疼痛性疾病所引起。

（2）慢性发病，与肠蠕动功能失调有关，也可见于结肠癌或直肠癌。

根据便秘的伴随症状辨病

（1）便秘伴急性腹痛、腹胀、呕吐，可能为肠梗阻。

（2）便秘伴消瘦、贫血，呈扁条带状粪便，可能为结肠癌或直肠癌。

（3）便秘伴腹痛、便秘与腹泻交替出现，应想到肠结核、结肠过敏、结肠肿瘤的可能。

（4）便秘伴腹部肿块，可能为肠梗阻、肠套叠、肠肿瘤、盆腔肿瘤、腹腔结核等。

根据腹泻时排便的规律辨病

（1）腹泻频繁，每天达 10 次以上，可能是急性细菌性痢疾、食物中毒或霍乱。

（2）腹泻每天在 10 次以下，可见于慢性细菌性痢疾、慢性非特异性溃疡性结肠炎、大肠癌。

（3）清晨腹泻，可能是慢性细菌性痢疾、慢性非特异性溃疡性结肠炎、局限性结肠炎。

（4）饭后即有腹泻，可能是肠结核。

（5）腹泻与便秘交替出现，可能是肠结核、结肠癌、糖尿病、变态反应性腹泻等。

根据腹泻时粪便的性状辨病

（1）米泔水样便，可见于霍乱、副霍乱、急性砷中毒等。

（2）蛋清样粪便，可能是真菌感染性肠炎。

（3）蛋汤样粪便，可能为假膜性肠炎。

（4）黏液血便，可见于细菌性痢疾、慢性溃疡性结肠炎、结肠癌等。

（5）血水、洗肉水样便，可能是嗜盐菌感染。

（6）暗红色果酱样便，可能是阿米巴痢疾。

根据腹泻的伴随症状辨病

(1)腹泻伴腹部包块,见于恶性肿瘤、增殖性肠结核、血吸虫性肉芽肿等疾病。

(2)腹泻伴脐周或上腹部阵发性疼痛、肠鸣音亢进,且排便后腹痛不能缓解,可能为小肠疾病。

(3)腹泻伴脐下腹痛,且排便后腹痛缓解,一般为结肠病态。

(4)腹泻伴里急后重,常提示为急性细菌性痢疾、直肠癌等。

(5)腹泻伴腹痛,见于慢性非特异性溃疡性结肠炎、局限性肠炎、肠结核、结缔组织疾病。

(6)腹泻伴呕吐,可能是食物中毒或肠变态反应性疾病。

(7)腹泻伴发热,可见于细菌性痢疾、急性血吸虫病。

(8)腹泻伴皮疹,可能为败血症、伤寒、副伤寒、过敏性紫癜等疾病。

根据便血的性状辨病

(1)鲜血便或新鲜血附着于成形粪便表面,可能是内痔、肛裂、直肠及结肠息肉或癌症。

(2)血与粪便混杂,可能是结肠癌、结肠息肉病、慢性结肠炎等疾病。

(3)粪便中带有脓血或血便,并伴有黏液、脓液者,可见于痢疾、结肠血吸虫病、慢性结肠炎、结肠结核等疾病。

根据便血量辨病

(1)隐血便(指粪便颜色不变,仅隐血试验阳性),提示出血在3毫升以上,但摄食过量肉类、动物血、猪肝等食物,亦可表现出隐血试验阳性。

(2)柏油样便(指出血量在50毫升以上),见于消化性溃疡、胃炎、胃癌、肝硬化等疾病,也可见于服用某些中草药、铁剂、铋剂以后。

（3）少量便血，可能为痔、肛裂、大肠溃疡、息肉、癌症所致，也见于肠套叠。

（4）中等量便血，多见于肠系膜及门静脉血栓形成。

（5）大量便血，可能是上消化道出血、急性出血性坏死性肠炎、肠伤寒、肠结核等。

根据便血的伴随症状辨病

（1）便血伴急性腹痛，可见于肠系膜血管栓塞、急性出血性坏死性肠炎、肠套叠等。

（2）便血伴发热，可能是肠肿瘤、急性出血性坏死性肠炎、局限性肠炎等疾病。

（3）便血伴皮肤、黏膜出血，可能是血液病、败血症、钩端螺旋体病、重型肝炎、尿毒症等疾病。

（4）便血伴粪便变细呈条状或一侧有凹陷性压迹，常为痔疮、直肠癌或息肉。

（5）便血伴里急后重，见于痢疾、直肠炎、直肠癌。

（6）便血伴慢性上腹疼痛，但出血后疼痛减轻者，常见于消化性溃疡；疼痛不减轻者常有胃癌。

（7）便血伴腹部肿块，可见于直肠癌、肠套叠、放线菌病等。

根据高血压患者的发病年龄辨病

（1）年轻人高血压，往往是由于患有肾炎、肾动脉疾病或先天性心血管疾病。

（2）中老年人高血压，多为患有高血压者。

根据高血压患者血压改变的方式辨病

（1）以收缩压升高为主，舒张压正常。这类改变常可见于主动脉粥样硬化、主动脉瓣关闭不全、甲状腺功能亢进症、三度房室传导阻滞及某些先天性心血管疾病,如动脉导管未闭、体循环动静脉瘘等。

(2)脉压的改变,正常脉压为 4.0～5.3 千帕(30～40 毫米汞柱)。如其增高,可见于主动脉瓣关闭不全、高血压病、甲状腺功能亢进症、严重贫血、主动脉粥样硬化等;如减低,则可能是低血压、心包积液、缩窄性心包炎、严重二尖瓣狭窄、主动脉瓣狭窄、重度心力衰竭等。

(3)两上肢血压明显不等,正常时可相差 1.3～2.7 千帕(10～20 毫米汞柱)。如超出此范围,常提示患有主动脉夹层、无名动脉或锁骨下动脉受压或先天性动脉畸形。

(4)上下肢血压相差显著,正常情况下,下肢血压较上肢高 2.7～5.3 千帕(20～40 毫米汞柱)。如差别明显,可怀疑为髂动脉或腹主动脉栓塞、主动脉缩窄等。

根据高血压的伴随症状辨病

(1)高血压伴水肿、蛋白尿,可能是患有急慢性肾炎、肾盂肾炎、高血压肾病等。

(2)高血压伴向心性肥胖,见于皮质醇增多症。

(3)高血压伴四肢周期性瘫痪,可能是原发性醛固酮增多症。

(4)高血压伴腹痛,可见于慢性铅中毒、肾结石等疾病。

根据低血压发生急缓辨病

(1)突然发生的低血压,可表现为晕厥和休克。

(2)逐渐缓慢发生的低血压,可见于体质瘦弱者、营养不良、慢性肝病、恶性肿瘤、重度结核病等消耗性疾病。

根据低血压与体位的关系辨病

卧位时猛然起立所致的直立性低血压,可见于某些传染病的恢复期、重症糖尿病、吸收不良综合征,以及服用利尿药以后。

根据低血压患者的伴随症状辨病

(1)低血压伴皮肤色素沉着,可能是慢性肝病或慢性肾上腺皮质功能减退症。

(2)低血压伴体弱、消瘦,可见于恶性肿瘤、重度肺结核及营养不良。

根据声音嘶哑发生的急缓辨病

(1)突然而起的声音嘶哑,可见于喉部急性血管神经性水肿、急性喉炎、喉外伤、喉异物、白喉及癔症性失音。

(2)慢性嘶哑,可见于喉结核、喉癌、慢性喉炎,以及各种原因引起的声带麻痹。

根据嘶哑的伴随症状辨病

(1)嘶哑伴发热,可能是急性喉炎、喉结核、白喉、麻疹等。

(2)嘶哑伴呼吸困难,可见于喉部神经血管性水肿、喉脓肿、喉癌等。

(3)嘶哑伴咳嗽,可提示为喉部炎症、结核或肿瘤。

(4)嘶哑伴有显著的情绪变化,可能是癔症性失音。

(5)嘶哑但呈间歇性,可能是患有声带小结、慢性喉炎、单侧性声带麻痹,以及早期的声带息肉或喉结核。

根据眩晕者的过去病史辨病

(1)药物性眩晕多在患者应用链霉素、庆大霉素等可损害听神经和前庭器官的药物后发生。

(2)眩晕在乘坐飞机、车船时发生,多为晕动病所致。

(3)耳源性眩晕往往在患中耳炎、耳部手术后发生。

(4)脑性眩晕多为高血压、脑动脉硬化引起。

根据眩晕的性质辨病

(1)反复发作性眩晕,可见于梅尼埃病、椎-基底动脉供血不足等疾病。

(2)持续或进行性眩晕,可见于前庭器官受损。

根据眩晕的伴随症状辨病

(1)眩晕伴恶心、呕吐,多为梅尼埃病、晕动病、颅后窝肿瘤等疾病引起。

(2)眩晕伴耳鸣、耳聋,可能为前庭器官的疾病。

(3)眩晕伴眼球震颤呈垂直位时,可能由脑干病变引起;呈水平位,可见于梅尼埃病。

(4)眩晕伴共济失调,可见于小脑和颅后窝肿瘤、椎-基底动脉供血不足。

根据水肿的分布辨病

(1)全身性水肿,可以为众多疾病引起,如心功能不全、肾炎、肝硬化、营养不良、严重贫血、维生素 B_1 缺乏症、甲状腺功能减退症等。按其发病原因,又可分为心源性水肿、肾源性水肿、肝源性水肿、营养不良性水肿、药物性水肿等。

(2)血栓性静脉炎、丹毒、蜂窝织炎、静脉曲张、慢性上下腔静脉阻塞综合征、慢性淋巴管炎、丝虫病、血管神经性水肿等疾病可引起局限性水肿,但具体水肿部位则因病而异。

根据水肿的性质辨病

(1)营养不良、静脉曲张、慢性上下腔静脉阻塞综合征、丹毒、血栓性静脉炎等疾病引起的水肿及心源性水肿、肝源性水肿、肾源性水肿等,可为凹陷性水肿。

(2)非凹陷性水肿,可见于甲状腺功能减退症、丝虫病、血管神经性水肿等病变。

根据水肿的发生部位辨病

（1）心源性水肿、肝源性水肿、营养不良性水肿，其部位多从身体下垂部分开始。

（2）肾源性水肿、血管神经性水肿及甲状腺功能减退症所致水肿，多先从颜面部组织较为松弛处开始。

根据水肿的伴随症状辨病

（1）水肿伴肝大，常为心源性、肝源性及营养不良性水肿。

（2）水肿伴蛋白尿者，可能是肾源性和心源性水肿。

（3）水肿伴呼吸困难、发绀，可见于心脏病、上腔静脉阻塞综合征。

（4）水肿随着月经周期而改变、出现、消失，可能是特发性水肿。

（5）水肿伴局部红肿、疼痛者，多为丹毒、蜂窝织炎及血栓性静脉炎所引起。

根据瘙痒的原因辨病

（1）因各种皮肤病，如皮炎、湿疹、昆虫叮咬而引起的瘙痒，是为症状性瘙痒。

（2）以瘙痒为突出表现，不伴有引起瘙痒的皮肤病，是为原发性皮肤瘙痒，常见于尿毒症、糖尿病、阻塞性黄疸、霍奇金病、神经性瘙痒症及药物治疗反应。

根据瘙痒的范围辨病

（1）全身性瘙痒，可见于老年性皮肤瘙痒症、冬季瘙痒症、妊娠瘙痒症及继发于糖尿病、尿毒症、甲状腺功能亢进症、阻塞性黄疸、肝脏疾病、霍奇金病和慢性淋巴细胞性白血病等。

(2)局部性瘙痒,多为肛周、阴囊、女性阴部的瘙痒症。

根据瘙痒的伴随症状辨病

(1)瘙痒伴黄疸,多为肝胆系统的疾病所致。

(2)瘙痒伴消瘦,可能是甲状腺功能亢进症、糖尿病、恶性肿瘤所致。

(3)瘙痒伴淋巴结肿大,可见于内脏肿瘤、霍奇金病及白血病。

根据白带的异常特征辨病

1. 血性白带　白带中混有血液,可为子宫颈癌、子宫内膜癌、宫颈息肉、黏膜下肌瘤、阴道炎等疾病所引起;放置宫内节育器也可引起血性白带。

2. 脓性白带　白带呈黄或黄绿色,黏稠,有臭味,且伴有外阴部瘙痒,多为阴道炎症。

3. 奶酪状白带　白带呈奶酪样,色白而稠厚,量多,并伴有外阴瘙痒、灼痛,为真菌性阴道炎所致。

4. 黄色水样白带　持续不断地排出黄色水样白带,量多,可能是子宫颈癌、子宫内膜癌所致;阵发性黄色水样白带,与输卵管癌有关。

根据阴道出血者的年龄辨病

(1)幼女阴道出血,多因卵巢颗粒细胞癌、阴道葡萄状肉瘤、外伤等所致。

(2)青春期少女阴道出血,可能是由功能失调性子宫出血、颗粒细胞瘤或某些血液病引起的。

(3)生育期妇女阴道出血,多与妊娠有关。

(4)妇女绝经后阴道出血,多为恶性肿瘤。

根据阴道出血的特点辨病

（1）性交后出血，可能是患有早期子宫颈癌或宫颈息肉、黏膜下肌瘤。

（2）长期持续性阴道出血，且无周期性，一般多为生殖道恶性肿瘤。

（3）周期不规则的阴道出血，同时有血量增多或流血时间延长，可能为功能失调性子宫出血或子宫内膜癌。

（4）月经量增多、经期延长但周期正常者，一般为子宫肌瘤、子宫腺肌症或功能失调性子宫出血。

（5）阴道出血量少，发生在两次月经之间，多为排卵期出血。

（6）若在月经来潮前数日或月经来潮后几天有少量血性分泌物，一般是与卵巢功能异常有关。

（7）阵发性阴道流血水，可能是原发性输卵管癌。

（8）伴有白带增多的阴道出血，可见于晚期子宫颈癌、子宫内膜癌并发感染或黏膜下肌瘤并发感染。

根据肥胖者的脂肪分布情况辨病

（1）面、颈部堆积脂肪过多，可能是甲状腺功能低下。

（2）脂肪主要堆积在躯干部而四肢较少（即所谓的"向心性肥胖"），常见于皮质醇增多症、垂体性肥胖。

（3）性腺功能减退性肥胖，其脂肪主要分布在腰以下、臀部及大腿处。

（4）单纯性肥胖、药物性肥胖、胰岛细胞瘤所致之肥胖，其脂肪分布具有均匀性的特点。

根据肥胖的伴随症状辨病

1. **肥胖伴血压增高** 可能是皮质醇增多症、垂体性肥胖、间脑性肥胖等。

2. 肥胖伴性功能减退　见于间脑性肥胖、肥胖性生殖无能症、皮质醇增多症及性腺功能减退性肥胖。

3. 肥胖伴多尿　可见于间脑性肥胖、肥胖性生殖无能症等。

4. 肥胖伴多毛　可能是皮质醇增多症、多囊卵巢综合征、颅骨内板增生症等。

根据消瘦者的年龄及性别辨病

(1)婴幼儿消瘦多是营养不良、热量摄入不足或吸收障碍所致。

(2)儿童和青年人消瘦往往由结核病、甲状腺功能亢进及神经性厌食症引起。

(3)产妇消瘦可能与席汉病有关。

(4)中老年人出现不明原因消瘦,要高度警惕恶性肿瘤、糖尿病等疾病。

根据消瘦的伴随症状辨病

1. 消瘦伴食欲减退　可见于慢性肾上腺皮质功能减退症、腺垂体功能减退症、胃癌、肝硬化等疾病。

2. 消瘦伴食欲亢进　可能是甲状腺功能亢进症、糖尿病或嗜铬细胞瘤引起。

3. 消瘦伴发热　见于结核病、伤寒、急性血吸虫病、肝脓肿、风湿热、淋巴瘤或癌症。

4. 消瘦伴腹泻　可见于尿毒症、原发性吸收不良综合征、溃疡性结肠炎、局限性肠炎、慢性胰腺炎等疾病,亦可能是长期服用泻药。

根据尿的颜色辨病

正常尿液为淡黄色透明,但如出现红、黄、蓝、绿、白、棕等颜色,则各有其含义。

1. 深黄色尿　颜色深如豆油,多半由于黄疸所致,常见于急性黄疸型肝炎、胆道梗阻性疾病。

2. 红色尿　预示着泌尿道的某一部位出血,故又称血尿,多见于肾炎、尿道结石、肾结核、肿瘤等。

3. 棕褐色尿　色似酱油,常见于溶血性贫血或误食毒蘑菇患者;如在运动之后出现,则为阵发性肌红蛋白尿。

4. 白色尿　多由丝虫病引起,尿似米汤样;严重的泌尿系统感染,出现大量脓尿时,也呈白色。寒冷季节喝水少时,排尿终末常有几滴白色浑浊的尿,很多人常因此去医院就医。其实,这是由于尿少、盐类较多的缘故,不是什么病态。

此外,药物也可以影响尿色,如维生素 B_{12} 可使尿色变黄;利尿药氨苯蝶啶或亚甲蓝,可使尿变为蓝绿色;酚酞可使尿液呈红色。以上情况停药后尿色可恢复正常。

从尿的气味来辨病

(1)严重的糖尿病患者的尿液散发出酸味。

(2)糖尿病伴发酮症酸中毒时,尿液中会出现一股烂苹果味。

(3)有机磷农药中毒时,尿液中会出现蒜味。

(4)肝性脑病时,由于体内血液中氨的成分增加,尿中氨的排出量也增多,所以尿液会变得十分腥臭。

尿流中断可能是膀胱结石

当膀胱充满尿液时,结石在尿液中漂浮,排尿时,尿流解出一部分后,结石可像塞子一样将膀胱"出口"塞住,造成突然排尿中断。当膀胱重新积尿时,结石又浮起,尿液又可排出,这样一塞一放,反复发生。

尿频莫忘肿瘤

膀胱是有一定容量的,成人当尿量达到300～400毫升时会产生尿意,如果膀胱里长了瘤子,侵占掉一定的容积,或膀胱的"左邻右舍",例如直肠、子宫等盆腔器官患上肿瘤,会压迫膀胱。膀胱缩小了就会引起尿频。

尿频是前列腺增生的重要表现

前列腺增生、尿道狭窄、尿道结石等,病变并非在膀胱,但由于都阻塞尿流,每次排尿都不能排尽膀胱里的尿液,不少仍留在膀胱里,占去相当大的容积,等于减少了膀胱的容量,因此稍增加些尿液便有尿意,难免就会尿频。

从舌的变化辨病

(1)脾胃不佳,舌生厚苔;脏腑功能衰退,气血不足时,舌质地淡白;脾胃消化不佳或胃中宿食停滞,舌上会出现一层厚苔。

(2)舌头猪肝色并滑溜,可能是慢性肝炎或恶性贫血;舌呈发绀色,可能患心脏病。

(3)舌体僵硬,言语不清,伸舌时偏向一侧,可能患脑卒中。

(4)人体内有内伤,舌上会出现紫蓝色斑点;如果生白斑,可能为舌癌。

从眼睛的变化辨病

(1)白眼球呈黄色,常为黄疸前兆。

(2)结膜上微血管呈白色,可能是贫血。

(3)眼屎多、眼睛痒,白眼球变红,结膜也变红,可能是结膜炎。

(4)黑眼球带白、变混浊,可能是白内障。

(5)眼睛痛、头痛并伴有恶心感,可能是青光眼。

(6)眼圈昏暗,多为疲劳过度,应注意休息。

(7)眼圈红肿,多为肾脏虚弱,应检查尿液。

(8)眼皮跳动,神经疲劳,应松弛精神。

从口腔的变化辨病

(1)牙龈出血,可能是齿槽脓漏或其前兆——牙龈炎。

(2)口腔黏膜形成红色小颗粒,可能患了口腔炎(俗称口疮)。

(3)口角溃烂,是缺乏维生素 B_2 的表现。

(4)刷牙后仍有口臭,多为胃炎或食管炎。

从手纹的变化辨病

(1)手背静脉突出,可能有心脏病。

(2)手掌发红(有时鼻头也一并发红),可能为患肝病时激素失调。

(3)手掌发黄,应怀疑是黄疸。

(4)手掌常常濡湿,多为甲状腺功能异常。

从指甲的变化辨病

(1)指甲有竖条纹,是缺乏维生素 A。

(2)指甲出现如絮状白云或白点,可能肠道有问题。

(3)指甲淡白无华,可能肾脏有病,是虚寒症。

(4)指甲苍白为贫血,青紫是有心血管疾病。

(5)指甲出现横纹,是心肌梗死发病前的一个症状。

(6)指甲平坦、凹陷或呈匙状,无光泽且脆弱,是营养不良、缺铁性贫血的表现。

(7)指甲条纹紊乱,呈深褐色,是脱水和初期肾虚。

(8)指甲呈半剥落状态,常为糖尿病患者。

(9)指甲下端点状出血,可能为传染性心内膜炎。

(10)指甲呈青紫色,可能血液中缺氧。

从手麻辨病

1. **脑缺血** 高血压,会促使血管痉挛,高血脂,会引起血管硬化,加之血黏度增高,睡眠时血流又缓慢,这些因素都会造成一过性脑缺血而导致手发麻。

2. 颈椎病 颈椎病是由颈椎骨质增生、椎间盘退化或局部关节韧带松弛,使颈椎局部血管、神经组织受压造成的,表现症状多种多样,手麻就是其中的一种。

3. 糖尿病 糖尿病会产生多种并发症,周围神经病变就是其中的一种,可引起四肢麻木和感觉异常等症状。

4. 痛风 尿酸沉淀在正中神经处,压迫正中神经,引起手麻疼痛。临床显示手麻的患者中,约占 1% 是痛风所致。

5. 末梢神经炎 消化吸收功能差、营养不良,会造成维生素B_1 缺乏,导致末梢神经炎,引起手麻。

6. 臂神经受压 睡眠姿势不正确,压迫了臂神经而引起手麻,调整体位就会自然消失。

从五官的变化辨脏腑疾病

(1)"眼睛忽然看不清东西了",这是肝功能衰弱的标志。

(2)"嗅觉越来越不灵敏了",这是肺功能衰弱的标志。

(3)"耳朵不灵,听不清楚声音了",这是肾功能衰弱的标志。

(4)"嘴唇感觉变迟钝了",这是胰腺功能衰弱的标志。

(5)"味觉迟钝,尝不出味道了",这是心脏功能衰弱的标志。

从皮肤的变化辨病

(1)肤色蜡黄(包括手心和眼睛),可能患肝炎。

(2)荨麻疹,有过敏症或内科感染。

(3)皮肤极度干燥,多为慢性甲状腺疾病。

(4)皮肤发痒难忍,有过敏症、肠寄生虫感染或腰部疾病。

(5)皮肤发黑并出现黑斑,多是缺乏肾上腺素。

(6)肤色发蓝,可能患心脏病和肺病。

(7)皮肤有脂肪沉积并产生肉结,可能是肝或胆固醇新陈代谢问题。

从睡姿辨病

（1）俯卧，脸贴床，这是肝功能衰弱的标志。

（2）蜷曲全身，似虾米状，这是肾功能衰弱的标志。

（3）仰卧，双手向头顶方向伸直，张口呼吸睡眠，这是肺及支气管衰弱的标志。

（4）身侧向左边，但头脸扭回正面而睡，这是胃肠衰弱的标志。

从睡眠情况辨病

（1）半夜要起三四次之多，泌尿器官可能患病。

（2）噩梦不断，多是心脏功能不佳。

（3）头部垫高才睡得着，说明心脏衰弱。

（4）睡眠常因脚抽筋惊醒，可能是动脉硬化。

从眼皮跳辨病

轻微的、偶尔的眼皮跳动常是由于疲劳、睡眠不足或者精神压力过大、食物或药物刺激导致的，通过减少压力、避免刺激、规律作息，大多会自行好转。但如果眼皮长期跳动，可能是疾病引起的，需要引起注意。

生理性的眼皮跳动常有以下几个特点：①部位不确定，一会儿左眼，一会儿右眼；②频率不规律，任何时候都可能出现；③眼皮跳动的症状没有加重的趋势；④范围比较局限，只局限于眼皮的跳动，不会蔓延到面颊、口角。

病理性的眼皮跳动常有两种情况，一是由于眼睛的炎症或者其他病变导致的，不适感始终局限在眼睑周围，没有扩大到面部其他部位的趋势，比如近视、远视、结膜炎、角膜炎等导致的眼皮跳动。

另一种可能是面部神经疾病的先兆。表现为长期的眼皮跳动,并且渐渐扩大到嘴角甚至颈部等部位,面部跳动的程度也渐渐加重,其中最常见的就是面肌痉挛,即面瘫。

原发性面肌痉挛多是由于血管发育不良或血管硬化引起的。94％的面肌痉挛都是从眼皮跳动开始,容易被忽视。一段时间后,如果发展成眼睛睁不开、嘴角抽动,严重的连颈部也不由自主的抽动,直到半边脸都受影响,须及时就诊。

从眼分泌物辨病

1. 水样分泌物　眼睛分泌物为稀薄稍带黏性的水样液体,这种分泌物增多往往提示可能患有病毒性角结膜炎、早期泪道阻塞、眼表异物、轻微外伤等。

2. 黏性分泌物　黏性分泌物常出现在干眼症和急性过敏性结膜炎病人的双眼,常表现为黏稠白色丝状物质,与胶水性状十分相似,患者可能还会伴有异物感、眼痒等症状。

3. 黏脓性分泌物　黏脓性分泌物为较为黏稠的、略带淡黄色的物质,这类分泌物增多,应考虑患慢性过敏性结膜炎、沙眼的可能性。

4. 血性分泌物　分泌物呈淡粉或略带血色,伴有眼睛红、耳前淋巴结肿大等症状,应考虑是急性病毒性感染。

从耳垂的变化识别冠心病

在某些冠心病患者的耳垂处可见到一条斜形的皱痕,被称为"冠心病沟"。原来,耳垂是耳廓的一部分,它对缺血很敏感,一旦冠状动脉硬化引起冠心病的时候,耳垂组织也会发生缺血现象,使耳垂组织发生一定程度的萎缩变化,于是从耳朵底部凹处可见到一条斜状皱纹。据此被诊断为冠心病的可能性较高。

从耳垢预知糖尿病

糖尿病患者耳部耵聍腺及皮脂腺分泌旺盛而形成较多耳垢,

且其形成常与糖尿病的严重程度呈正相关。据此,找医生用葡萄糖化酶法进行耳垢葡萄糖含量检测,即可发现自身的早期或隐性糖尿病。

耳鸣标志心血管病

美国学者的研究结果表明:年龄在 55 岁以上者,如出现突发性加重性耳鸣现象,则有可能是隐性心血管疾病。这是因为,噪声环境、高脂饮食、动脉硬化等因素,首先会影响耳蜗组织,而后才累及心脏。耳蜗功能比心脏功能更先受到损害和更早显示出病理变化。所以,尤其是老年人,如果突然出现进行性加重性耳鸣现象,应视为心血管疾病的新标志。

从颈部变化辨病

(1)前颈部喉结水肿,可能是甲状腺功能亢进症。

(2)侧颈部淋巴球肿大,若没有蛀牙或扁桃体发炎,可能是恶性淋巴肿瘤。

(3)后颈部肿大,可能是糖尿病脓肿。

(4)颈静脉怒张,表示心脏功能不全。

从颤抖辨病

1. **手抖** 多是因某种疾病使大脑涉及运动协调功能的区域受到损害。手抖在临床上最主要的疾病原因是帕金森病,其特征是肢体静止时每秒 4～6 次的节律性震颤,多从手指开始,以后其他肢体还会受影响。

2. **胳膊抖** 胳膊抖动一般有两种可能,一是甲亢,如果有怕热、眼睛突出、心慌的感觉,那就是甲亢无疑;二是帕金森病,一般来说,甲亢年轻人较多,而帕金森病年纪大的多一些。

3. **腿抖** "不宁腿综合征"的症状就是不可抑制地抖腿。它是一种神经性疾病,主要与多巴胺代谢异常和铁缺乏等原因有关,并且有一定的遗传因素。不宁腿综合征的患者通常无法自己控制抖腿行为,同时伴有强烈的疼痛、灼烧等不适感,还常有腿部痉挛现象,而且这种状况常在夜间发生。

4. 头抖　老年人头抖多为良性的,而年轻人出现头抖,需注意有无肝豆状核变性的可能。口唇抖动,多为帕金森病的表现。

如果出现不自觉的颤抖,且能够排除生理性因素,可能为病理性原因,建议及时到正规医院神经内科或其他科室做详细检查,明确病变并及时治疗。

从摔倒方式辨病

1. 摔倒前迷糊,警惕脑血栓　先有头晕、呕吐、走路不稳等症状出现而后摔倒,可能是脑血栓、脑缺血引起的摔倒。相反,摔倒之前几乎没有症状,猛然间肢体不灵活摔倒,可能是脑出血导致的。

2. 摔倒前视野缺损,警惕青光眼　上下楼梯时摔倒,且摔倒前感觉“根本没看见楼梯”,首先要考虑可能患上了青光眼。青光眼的典型症状之一就是视野的缺损(“原发性开角型青光眼”基本没有症状)。

3. 常被同一侧障碍物绊倒,警惕偏盲　走路时常被位于身体一侧的、常人用余光能看到的障碍物绊倒,要考虑“偏盲”。脑中肿瘤压迫视神经是比较常见的造成“偏盲”的原因。

另外,如果摔倒之前有视力下降、不敢走路、步态不稳等症状,应该筛查白内障。

4. 摔倒前迈小碎步,警惕帕金森病　摔倒前忽然有“迈小碎步向前快走”的症状,要检查是否有帕金森病。

5. 走路左右晃,警惕小脑萎缩　摔倒发生之前,身体向一侧倾斜或者左右摇晃,可能是小脑萎缩导致的“共济失调”,使人摔倒。

肝病的各种表现

（1）食欲缺乏或失眠。

（2）身体疲倦，特别是有不愿起床的疲倦感，甚至到了下午也恢复不过来。

（3）深感精力不足和注意力不集中。

（4）尿的颜色很深，像啤酒一样。

（5）感到酒味不香，并常常隔夜不醒酒。

（6）即使饮酒不多，次晨也觉得恶心。

（7）肝区有痛感，并且恶心、呕吐。

（8）见肉或油性大的食物腻烦。

肾病的早期表现

（1）浑身无力，易疲倦。

（2）脸、眼睑、腿、脚水肿。

（3）血压升高。

（4）尿中混血，像洗肉水样。

（5）尿量多、次数多。

癌症的十大危险信号

（1）身体任何部位，特别是乳房、颈部、腹部等出现逐渐增大的肿块。

（2）身体任何部位出现并非由外伤引起的溃烂，而且经过1个月以上的治疗不见愈合。

（3）中年以上的妇女出现不规则的阴道出血、大量白带。

（4）血尿，尤其是感觉不到疼痛的血尿。

（5）鼻出血和头痛，特别是单侧鼻出血和单侧头痛逐渐加重，并伴有呕吐和看东西成双影。

（6）久治不愈的干咳或痰中带血及持续性的声音嘶哑。

(7)粪便带血或排便困难与腹泻交替出现。

(8)不明原因的长期消化不良,逐渐加重的食欲缺乏、胃部不适、消瘦。

(9)胸骨后闷胀,吞咽食物时好像有东西堵着。

(10)黑痣突然增大或者破溃出血、疼痛和毛发脱落,颜色改变。

早期肺癌的表现

(1)治疗无效,迁延 2 周以上的咳嗽。

(2)无明显病因的痰中带血、胸痛。

(3)局限性哮鸣音、笛音。

(4)无明确原因的四肢关节痛及发展迅速的杵状指。

(5)与肺内病变不一致的胸痛、呼吸困难。

乳腺癌的早期表现

98％以上的乳腺癌患者是先由自己摸出肿块后求医的。因此,30 岁以上的女性应常自我检查乳房,以便早期发现肿瘤,及早治疗。

下面简要介绍自我检查的方法(检查应选在月经干净之后进行)。

(1)站在明亮处,面对镜子,看看乳房表面有没有皱缩,有没有像脸上酒窝那样的小坑,检查两侧乳头是否对称。双下肢自然下垂,观察对比两侧乳房的大小、形状及乳头有无内陷、下垂等情况。再将两手上举过头,重复检查一次。

(2)仰卧床上,先以左手检查右侧乳房,为防止受检乳房向腋窝方向移位,应在右肩下垫一薄枕,并将右手枕在脑后。将左手的手指伸直,用手掌及手指肚对受检乳房先外侧后内侧,从上到下地进行普遍扪摸(查找有无肿块);然后提起乳头,轻轻捏挤,观察有无血性或水样的异常分泌物溢出(正常者无此种液体);最后,扪摸右腋窝有无疙瘩。检查完右侧之后，以同样方式检查左侧乳房。

按照上述方法自我检查，熟练之后，豆大的肿块也能摸出来。一旦发现乳房上有肿块，要及时到医院做进一步检查。

食管癌的早期症状

1. **吞咽哽噎感** 表现为患者吞咽食物时食管内似乎有气体阻挡食物的感觉，尤其是进食第一口时尤为明显。

2. **胸骨后疼痛感** 在咽下食物时胸骨后有轻微疼痛，多有烧灼感、针刺样或牵拉摩擦样疼痛，在吞咽粗糙、较热和刺激性食物时，疼痛转重，咽下流食、温食时则疼痛较轻，但上述症状在食后多减轻或消失。这些症状多是间歇性出现，以后逐渐呈进行性。

3. **食管内异物感** 常在某次进食粗糙食物后，似乎感觉食管某处被擦伤，有类似食物碎片或其他异物黏附或插入感，这种感觉与进食无关，持续存在，喝水及咽食均不能使之消失。

4. **上腹部（俗称心窝部）疼痛感** 由于疼痛部位较低，常误认胃痛。

胃癌的早期症状

（1）早期胃癌常常没有什么太多的症状，在开始时，患者只觉得胃口没有过去好，也不大感觉到饥饿，特别不喜欢吃肉类，甚至一见就厌恶，接着可以有些上腹部的不舒服感觉，如胸口发闷、重压感或疼痛。如果年龄在 40 岁以上，以往从来没有胃病的历史，突然出现以上这些症状，就应去医院检查一下，以排除胃癌的可能。

（2）以往原有老胃病，如果反复发作，久治不愈，而且以往治疗有效的药物，现在失去作用，就应怀疑恶变的可能。

（3）以往饮食十分通畅，近来如突然感到吞咽不畅，吞咽时伴有呃逆，但不影响进食，吃流质或半流质饮食时症状减轻，进食的速度比过去减慢，也应及早去医院检查。

（4）粪便隐血试验如反复阳性，应怀疑胃癌的可能。

肝癌的早期表现

（1）30岁以上的患者如有肝区或右上腹胀痛（多数为持续性钝痛，夜甚于日），厌食、厌油，伴有恶心、腹泻、乏力，体重减轻，同时肝脏迅速肿大，应警惕是否有肝癌。

（2）过去有肝硬化或慢性肝炎病史的人，肝脏日益增大，疼痛加重。

（3）少数患者的首发症状为肝癌结节破裂所引起的急腹症，也有以转移灶症状为最早表现者。

结肠癌的十个警报

结肠癌的发展过程较慢，如能做到尽早诊断，及时治疗，治疗效果是乐观的。

（1）突然体重减轻。

（2）原因不明的贫血。

（3）腹胀，腹痛，消化不良，食欲缺乏。

（4）腹部有肿块。

（5）粪便带血或出现黑色粪便。

（6）粪便中有脓血或有黏液血便。

（7）排便习惯改变，次数增多或腹泻。

（8）腹泻与便秘交替。

（9）粪便形状变细、变扁或带有槽沟。

（10）发现有多发性息肉或乳头状腺瘤。

脑肿瘤的早期信号

脑肿瘤在脑部疾病中是常见病，儿童和青年人多见，20—40岁为发病高峰期。头痛、呕吐、视力障碍为脑肿瘤的三大症状。头痛是脑肿瘤的早期症状，头痛或扩散至整头部，或呈局限性。局限性疼痛的位置与肿瘤的位置基本一致，这多为靠近表面的肿瘤。

应急救治有妙法

发生高热巧处理

（1）卧床休息，多饮水，每日 2000 毫升左右，气温较高时更应多饮水。最好不用含糖多的饮料。

（2）物理降温。①冰袋：能减轻脑的充血水肿，对中枢神经系统有保护作用。具体方法是，从冰箱中取出冰块放入冷水中，冲去棱角后再装入热水袋中，连水带冰装 1/2 袋即可，排出空气，盖紧盖口，查无漏水，放置患者前额或枕部、颈部、双侧腋窝等处，每放置 20 分钟交换一下位置，以免发生冻伤。②乙醇（酒精）擦浴：能使局部血管扩张，并利用乙醇的蒸发作用带走热量，从而达到降温目的。

（3）在体温过高时使用药物降温。要避免用药过量和在短期内反复用药。退热药有大量出汗加强散热的作用，易发生虚脱，常用的退热药有复方阿司匹林（APC）、对乙酰氨基酚（扑热息痛）、阿尼利定（安痛定）、柴胡注射液等。

（4）加强护理，保证营养。高热患者常常食欲缺乏，出汗多，消耗大，应设法让患者多进富含高维生素等营养的易消化的清淡流食，包括新鲜的菜汁、果汁等，以增加机体的抵抗力。另外，高热患者唾液分泌减少，加上缺乏维生素，常有口舌干燥、舌炎及口腔溃烂，故需加强口腔护理，每日用淡盐水漱口 2～3 次，并配合服用维生素 C 和维生素 B_2 等药物。口腔溃破可用冰硼散外涂，口唇裂口涂以凡士林软膏，效果均很好。

（5）定时测量体温，观察病情变化。在服用退热药或物理降温后半小时、1 小时、2 小时分别测体温 1 次，其他时间 4～8 小时测一次，并记录下来，观察体温的变化情况。如体温持续不下降，应及时将患者送医院诊治，采取其他进一步的措施。

晕厥发作处理

晕厥又称昏厥、虚脱、昏倒，是一过性脑缺血、缺氧（脑血流量减少）引起的短暂性的意识丧失。

晕厥发作时可采用如下方法处理。

（1）立即扶患者平卧在空气流通处，将其双腿抬高，腿下垫以衣被，解开领口、腰带、胸罩。

（2）抢救者可用双手由患者下肢向其心脏部位加压按压，驱使血液流向脑部。

（3）可以给饮热茶、咖啡或糖水。

（4）可针刺或手掐患者的人中、少冲、合谷、内关、十宣等穴位，以促其苏醒。

（5）可让患者闻闻氨水，以促其尽快苏醒。

眩晕发作应急处理

眩晕发作时患者觉得外界的景物在旋转、摇晃，或觉得自己的身体在旋转，或觉得自己站立的地方突然倾斜起来，同时还伴有恶心、呕吐、面色苍白、出冷汗、站立不稳等症状。此时可采取如下应急措施。

（1）患者及家属要镇静，不要惊慌失措，因为大部分的眩晕并无生命危险。

（2）立即将平卧，额部可放置冷水浸过的毛巾或冰袋。

（3）针刺百合、内关、合谷、足三里。

经上述处理症状缓解后或虽经多种方法症状仍不见缓解者，应及时到医院查明病因，在医生指导下进行治疗。

癫痫发作应急处理

癫痫俗称"羊癫风",是一种神经系统慢性疾病,表现为发作性精神失常。癫痫大发作时,患者突然尖叫,不省人事,摔倒在地,口吐涎沫,四肢抽搐,面色青紫,两目上视,尿失禁,如此约数分钟,然后昏睡数十分钟,苏醒后犹如健康人一样。

癫痫发作时的处理方法如下。

(1)立即将患者平卧,取头侧位,解松其领带、衣领、胸罩、裤带,取下义齿(假牙)。

(2)让其唾液和呕吐物尽量流出口外,并予清除,以免误吸入肺。

(3)为防止患者舌唇被咬伤,可将手帕或纱布卷成条状,或用一双筷子缠上布,趁患者抽搐间歇塞入其上下齿之间。

(4)患者抽搐时,不要用力按压其肢体,以免造成骨折或扭伤,可以在其头颅、四肢下填一些柔软物(如毛毯、衣服等),以防其皮肤擦伤。

癫痫发作后,应让患者休息。如果发作超过 5 分钟尚未停止或连续发作,就应及时送医院治疗。

脑卒中的抢救

脑卒中又称中风,是由于脑血管突然意外地出了问题的缘故。发生脑卒中时,患者会出现肢体麻木、瘫痪、说话含糊不清或失语、嘴角歪斜、一眼难合、口角流涎、大小便失禁,甚至昏迷。

一旦有人发生脑卒中,可按如下方法抢救。

(1)保持安静,立即将患者平卧。为保持患者气道通畅,可将其头偏向一侧,以防痰液、呕吐物吸入气管。如果患者昏迷,发出强烈鼾声,表示舌根已经下坠,可用手帕或纱布包住患者舌头,轻轻向前拉出。

(2)松解患者衣扣、裤带,保持室内安静与空气流通,如天冷时应注意保暖,如天热则要注意降温。

(3)患者出现大小便失禁时,应就地处理,不可移动其上半身,更不要随意搬动,以防脑出血加重。

(4)禁止给患者喂水进食,以防误入气管而造成窒息。如患者口干,可用棉签蘸温开水给患者滋润嘴唇。

(5)为防止脑出血加重,尽可能请医生来家中治疗。若需送医院,应选较近的医院。在运送途中,车辆行驶应尽量平稳,减少颠簸震动,并将患者头稍抬高,随时注意病情的变化。

中暑救治法

中暑又称热射病,是由于在温度高、湿度大、风速小的环境里,人体内的热量不能及时散发,引起体温调节功能发生障碍而出现的一种病症。

中暑者可按下述方法救治。

(1)令患者离开高温环境,到阴凉、通风处休息,脱去衣服,用冷水毛巾湿敷头部或包裹四肢、躯干,并用电风扇吹风或入空调房内,使患者的体温尽快下降。

(2)给患者喝些清凉饮料,如冷盐糖水、菊花水、绿豆汤。还可以给患者服藿香正气水或十滴水、人丹等解暑药。

(3)中暑症状较重,但神志清醒者,可在其头、颈、腋下和腹股沟处放置冰袋降温;或将患者置于空调室内降温(室温保持在22～25℃);或是将患者放置在冷水内浸泡(水温在15～16℃),使患者采取坐卧位,头露出水面,并按摩患者胸、腹、肢体,以利皮肤散热,患者体温达37.5℃时可停止冷水浸浴。

(4)症状不能缓解时,可针刺或用手指掐人中、合谷、内关、曲池等穴位。

(5)可以给患者饮服解暑偏方:①绿豆60克,丝瓜花8朵,熬清汤1碗顿服。②西瓜、甘蔗各适量,去皮剁碎,用纱布绞汁,饮服。③冬瓜1个,洗净切碎,捣烂取汁后饮服。④山楂40克,荷叶

12 克,水煎汤当茶饮。

小儿高热惊厥应急处理

小儿高热惊厥又称抽搐、抽风,多因感染性疾病(如急性扁桃体炎、中耳炎、上呼吸道感染、肺炎等)引起,患儿的体温可高达40℃以上,多数在高热 4 小时以内出现惊厥。

小儿高热惊厥可按如下方法处理。

(1)立即用手指掐患儿的人中穴,按百会穴;或针刺人中、合谷、内关、涌泉、十宣等穴位,至抽搐停止。

(2)将患儿平卧在通风温暖处,解开衣扣和包被,并将患儿头部歪向一侧,以保持呼吸道的通畅。用纱布或手帕包住筷子,垫在上、下齿之间,以防咬破舌头。如口腔有呕吐物或分泌物,应及时清除干净。有条件的可给患儿吸氧。

(3)用物理方法降温,如用冰凉毛巾敷患儿前额、腋下、肘窝、腹股沟处;或用 30％～50％乙醇(或白酒)擦前胸、后背及四肢皮肤,以降温散热。夏季可用空调器或电扇降低室温有助退热。

在上述抢救的同时,应通知医生前来处理,或将患儿送医院抢救。

头痛的应急处理

由于引起头痛的原因较为复杂,有些头痛性质严重,所以必须请医生查明原因,以便对症治疗。当头痛发作时,可按下列方法进行对症处理。

(1)可安置患者在暗处躺下休息。

(2)无论头痛部位在何处,均可将冷毛巾(或冰袋)或热毛巾(或热水袋)敷前额,这样有止痛作用。

(3)如果家里有止痛药,可口服芬必得(布洛芬缓释胶囊)1粒,或阿司匹林 0.6～0.9 克,开水送服。

如果头痛剧烈,或伴有恶心、呕吐、发热等,应去医院诊治。

心绞痛发作的应急处理

心绞痛发作时,患者突然感到胸部剧痛,疼痛部位常位于胸骨体上段或中段的后方,疼痛性质为压榨性、闷胀性或窒息感,可放射至左肩、左上肢前内侧,达环指与小指,往往迫使患者立即停止活动,并伴有面色苍白、出冷汗、胸闷不适等症状,偶可伴发濒死的恐惧感。

心绞痛发作时可按如下方法处理。

(1)立即停止活动,就地平卧休息。家中如果备有氧气袋,可先给患者吸氧。

(2)迅速将硝酸甘油片1～2片放入舌下含化,2～3分钟即可见效,其作用维持约30分钟。如效果不明显,可重复含服。或用亚硝酸异戊酯1～2安瓿裹在手帕内捏碎,立即敷于患者鼻部,让患者吸入,也可口服苏合香丸1粒或速效救心丸10～15粒。

(3)可针刺或手指按掐患者内关、足三里等穴位。

经过上述处理后,若胸痛仍不缓解,说明病情严重,应立即通知医生前来处理。在医生尚未到达之前,尽量使患者保持安静,避免不必要的搬动。注意患者的呼吸、脉搏、神志的变化,以便为医生到达后提供可靠的情况,有利于医生正确诊治,也可用汽车或担架送患者去医院诊治。

鼻出血的应急处理

少量的鼻出血,往往会不治而自行停止,一般无需特殊治疗。倘若出血量较多,可按如下方法紧急处理。

(1)患者取坐位或半卧位,头向前倾,不能后仰,否则会使血液流入胃内,引起恶心、呕吐;或血液流入、阻塞气管,造成窒息。

(2)安慰患者,使其不要太紧张,应尽量保持镇静。因为精神紧张,会导致血压增高而加剧出血。

(3)可使用冰块、湿冷毛巾、冰袋等敷患者前额或鼻梁处,以促使鼻内血管收缩、出血停止。湿冷毛巾或冰块要经常更换,使局部保持较低的温度。

(4)患者张口呼吸,用拇指及示指紧捏两则鼻翼数分钟,也有压迫止血的作用。

(5)还可用棉球塞紧鼻孔,若能在棉花上滴入 2~3 滴麻黄碱或萘甲唑啉(滴鼻净),然后再塞入出血侧鼻孔内,止血的效果更佳,也可用明胶海绵或软布条塞入。

(6)可试用同侧耳孔吹气法,即术者将患者患侧的耳孔拉大,然后深吸一口气,均匀地用力将气吹入其其耳中,如此反复吹 3 次,一般鼻出血均能止住。

咯血的现场抢救

喉部以下的呼吸道(包括气管、支气管和肺脏)出血后,经口腔咳出,称为咯血。

遇到有人发生咯血,可按如下方法处理。

(1)让患者采取半卧位。如果已经知道是哪一侧肺部患病的,可采取病侧向下的体位侧卧。

(2)尽量安慰患者,减轻患者的紧张情绪。要患者保持轻而稳定的呼吸,不要使劲吸气或急呼气,也不能屏住气不呼吸。

(3)有咳嗽时不要强忍,应轻轻咳。如咯血量稍多时,不要将血液咽下,以防止血液积存在消化道;更不能怕出血而强忍不吐,以免将血液吸入气管内而造成窒息。

(4)患者在咯血过程中,如果咯血突然终止或骤然减少,同时出现胸闷和极度烦躁不安等症状,患者表情恐惧,精神呆滞,喉头作响,随即呼吸浅速甚或骤停,全身皮肤发绀,瞪眼张口,双手乱抓,虚汗淋漓,神志不清,大小便失禁,这表明患者发生了窒息。这时的抢救方法为:一人立即抱起患者的双下肢,使患者呈头低足高体位;另一个轻托患者颈部,使其头向背部屈曲,轻拍患者背部使肺内血液流出。同时撬开患者闭紧的牙齿(有义齿者要取下),尽量用手指抠出其口内的积血，还可用手指刺激其舌根部、咽部，促使其产生咳嗽排血，以解除呼吸道阻塞。

（5）如果患者的呼吸已停止，应立即做口对口人工呼吸。如果咯血是肺结核引起的，为了防止传染，应先在患者的口鼻上盖一层纱布或手帕，然后进行口对口呼吸。

待病情稳定后，应尽快送往医院诊治。如果患者咯血不止，也应及时送往医院或请医生前来救治。

哮喘发作时的应急处理

哮喘（支气管哮喘）是一种常见的呼吸道过敏性疾病，可因吸入花粉、灰尘、蜱螨或食用鱼虾、牛奶、蛋类等诱发，也可继发于上呼吸道感染、鼻炎、鼻窦炎等疾病。哮喘的多发季节是春秋季，常在受凉后夜间发病。

哮喘发作前可先有鼻痒、打喷嚏、流清涕、咳嗽等前驱症状，继之出现带有哮鸣音的呼气期呼吸困难，患者被迫端坐呼吸，吸气短促，呼气延长而费力。由于缺氧，患者面色苍白、口唇发绀、四肢厥冷、出冷汗。

哮喘发作时可按如下方法处理。

（1）协助患者取坐位或半卧位休息；也可让患者抱着枕头或坐垫跪坐在床上，腰向前倾。

（2）注意室内通风，保持空气清新，并注意保暖。

（3）安慰患者不要紧张，鼓励患者积极配合治疗。

（4）有条件的应立即给患者吸氧，同时口服氨茶碱 0.1 克或喷入 0.5％异丙肾上腺素气雾剂。

如果经上述处理后，病情一直未见好转，应及时送医院治疗。

腹痛的应急处理

腹痛是一种常见症状，急性腹痛可由于腹腔内脏器的功能性失常或器质性病变引起，也可以由腹膜外器官的病变、急性中毒等引起。

发生急性腹痛,不可掉以轻心,须酌情处理。

(1)对急性腹痛的患者,在未明确诊断前不能使用任何止痛药物,以免掩盖病情真相,延误病情。

(2)腹痛患者最好尽快送医院,在送医院之前,不能进食饮水,应卧床休息。

(3)对胆管蛔虫引起的急性腹痛,可饮温热酸醋半碗,便可止痛。

(4)有条件者可针刺足三里、内关、中脘、关元、三阴交、阴陵泉、太冲、合谷等穴止痛。

呕血的抢救

食管、胃、十二指肠及空肠上段的出血,由口中吐出的叫呕血。对呕血患者应及时抢救,方法如下。

(1)患者应绝对卧床休息,家属切莫惊慌,要安慰患者,消除患者紧张情绪。

(2)患者可取侧卧、头低足高位,以保证胸部的血液供应,并注意保暖。

(3)患者如有血液涌出,应吐出,不要强行咽下,以免引起恶心、呕吐和呛入肺内。

(4)在呕血期间,患者应暂停进食饮水,以免加重病情。呕血缓解时,如有条件,可用冰水调云南白药或三七粉、白及粉成糊状喝下,每次半碗左右;也可以用冰块加少量盐做成冰盐水灌服。这样有利于止血。

(5)密切观察病情变化,注意呕血的量和颜色,待病情稍稳定后,速送医院治疗。如果呕血严重,特别是患者出现休克、昏迷现象时,应立即送往附近医院抢救。在搬动患者时,动作要轻,运送途中车辆行驶要平稳,避免颠簸。

呕吐的应急处理

呕吐是指胃内容物经食管由口腔吐出。一旦家中有人发生呕吐,可采取如下措施处理。

(1)患者侧卧,呕吐后用清水清洁口腔,并将呕吐物端走。小儿及年老体弱患者呕吐时,应及时帮助将口腔、鼻腔中的呕吐物清理干净,以防阻塞呼吸道,或吸入肺内引起吸入性肺炎。

(2)针刺双侧内关、中脘、足三里。用强刺激手法,止吐效果较好,也可在中脘穴、合谷穴进行点穴按摩。

(3)呕吐减轻后开始饮水,以淡茶水或糖盐水为好,不宜喝果汁和含乳酸的饮料。观察数小时若不吐,开始进流质饮食,如米粥、面片汤等,但要清淡、易消化。

对呕吐伴高热、腹痛、剧烈头痛,呕吐物有怪味(疑似中毒)、有血,以及经上述处理无缓解的持续性、剧烈呕吐患者,应送医院治疗。

腹泻的应急处理

正常人一般每天排便1～2次,若排便次数增多且粪便稀薄或含有黏液或脓血,就称为腹泻。急性腹泻有时来势凶猛,除排便次数多、排水样便外,还伴有不同程度的腹痛、恶心呕吐、发热等全身症状,有时会因脱水而休克、昏迷。

急性腹泻可采取如下措施处理。

(1)让患者卧床休息,安定情绪。鼓励患者多饮糖盐水,以补充体内水分和盐分。暂时禁食,减少对胃肠道的刺激。

(2)注意观察粪便的性状及其他伴随症状,腹泻较严重时,还要观察患者的体温、脉搏、呼吸,以便为医生诊治提供参考。

(3)可以选用以下单验方:①神曲15克,煨姜2片,煎汤服,每天2次,适用于受寒和伤食腹泻。②鲜鱼腥草120克,洗净、捣烂,以温开水送服,每4小时1剂,适用于急性胃肠炎。③炒山楂30

克,生姜 3 片,红糖 15 克,水煎服,适用于水泻。④鲜马齿苋 60 克
(干品 30 克),水煎服,适用于菌痢。⑤青蒿 10 克,车前草 10 克,
水煎服,可治热泻。

经过上述方法处理后,若腹泻症状未见好转,或患者出现皮肤
干燥、无弹性、眼窝凹陷、口唇发干、尿少时,应及时转送医院救治。

牙痛的应急处理

牙痛会使人寝食不安,有时即使吸口凉气,也会引来一阵
剧痛。

牙痛的原因很多。龋齿、牙齿外伤及牙龈的炎症等都能引起。
要彻底解决问题,还得请口腔科医生才行,但平时可以选择以下几
种方法来应急减轻疼痛。

(1)用拇指紧紧按压合谷穴,按压 15 分钟左右,牙痛就会减
轻。如不见好转,除按压合谷穴外,上牙痛可按压下关穴(正对耳
屏前一横指,张闭口时,能感到活动。闭嘴时有一凹陷即为下关
穴);下牙痛,可加压颊车穴(下颌角前上方约一横指处,咬紧牙齿
时,有肌肉突出的地方即是)。也可用两手拇指,放在下关穴,边揉
边压;逐渐向下到颊车穴,也是边揉边压。再从肩头往下,一直到
拇指的虎口处,都是边揉边压。这样按摩 4～5 次多能见效。牙痛
剧烈的,可以用力揉按双足足心正中。

(2)牙齿龋洞引起的疼痛,可以用温开水漱口,把龋洞内的残
屑尽量清除。用小棉球蘸牙痛水或丁香油塞入洞内。

必要时,可服少量索米痛片(止痛片)。牙龈肿痛,或者齿根旁
边流出一点脓液的,应该用药水含漱,其中药配方:竹叶 6 克,黄芩
9 克,金银花 9 克,白芷 9 克,甘草 3 克(没有这些药物,单用黄芩
也可),以上药物煎成汤,温后含漱,每天多次。

头皮裂伤的应急处理

头皮裂伤多为锐利器械所伤,由于头皮血管非常丰富,且不易

收缩,往往小伤口也出很多血,常血流满头。

处理头皮裂伤时,最主要的一点是及时止血,可在血迹最多的地方分开头发,认真察看,在出血点一侧或伤口周围用手指压迫止血,也可用干净纱布或手帕压迫止血,或用云南白药、三七粉止血。然后迅速送到医院处理。

头皮撕脱伤的应急抢救

头皮撕脱伤多系发辫被卷入转动的机器、车轮所致,往往伤口很大,出血很多,伤员常因大量出血和伤口疼痛或合并颅骨骨折、脑损伤而发生休克。

发生头皮撕脱伤后,可按如下方法抢救。

(1)应立即关掉机器,尽快用消毒的纱布或干净的毛巾、手帕等将创面覆盖、加压包扎止血。

(2)将撕脱的头皮连同头发用干净的布包好,及时与伤员一同送往医院行植皮术。如果离医院较远,最好把撕脱下来的头皮放在两层新的塑料袋内,将外口扎紧以防漏水,然后放在保温瓶内,周围放一些冰块以降温,尽快将保温瓶随同伤员一起送到医院。

(3)如果伤员呼吸、心搏已停止,应立即行心肺复苏术。

头皮血肿的应急处理

头部被钝性外力如石头、木棒、铁器等打伤,外伤处表皮无破损,而很快起个大包,这就是头皮血肿。

发生头皮血肿后,可按如下方法处理。

(1)发生头皮血肿的当时,可在局部用纱布绷带加压包扎或用冰块、冰水、冷水袋等冷敷,以促使血管收缩,阻止继续出血。切勿立即用跌打药搽涂、揉按伤处。

(2)24小时后可涂跌打药酒、红花油,以及用热敷促使血肿吸收。

(3)发生头皮血肿,应警惕有无颅内血肿、脑震荡或脑挫伤。

要让伤员安静休息,24 小时内认真观察病情变化。如发现有越来越明显的头痛、恶心、呕吐、烦躁不安或逐渐失去意识,瞳孔不等大,耳、鼻出血等症状出现,就应及时送医院诊治。

眼部挫伤的应急处理

眼部受到重物打击,会使眼球、眼眶及周围组织损伤。轻度挫伤,可使眼睑皮下、结膜下淤血、角膜下皮脱落;严重的挫伤,可引起眶骨骨折、眼内出血、晶状体和视网膜损伤,甚至眼球破裂。

一旦发生眼部挫伤,可按如下方法处理。

(1)结膜淤血、眼睑肿胀者,应进行冷敷。

(2)如果眼内有血或眼挫伤,或是怀疑眶骨、颅骨骨折,应立即送医院处理。

眼球穿通伤的应急处理

利器、爆炸物碎片(如鞭炮)等直接刺入或飞入眼内,会造成眼球穿通伤,甚至使虹膜、睫状体、玻璃体等眼内组织脱出。

发生眼球穿通伤后可按如下方法处理。

(1)伤员必须绝对安静平卧,不能躁动、啼哭,也不要惊慌失措,否则眼内容物会流出更多,影响日后视力的恢复。

(2)不能对眼球进行擦拭或清洗,更不可压迫眼球,以防更多的眼内容物被挤出来,而应该立即用消毒的纱布或干净的手帕、毛巾松松地包扎好伤眼。注意,包扎时一定要行双眼包扎,不能只包伤眼。因为只有这样才可以减少因健眼的活动而带动伤眼的转动,避免伤眼因摩擦和挤压而加重伤口出血和眼内容物继续流出等不良后果。

另外,在包扎时不要滴用眼药水或挤涂眼药膏,以免给医生修复时带来困难。

经过上述初步处理后,应尽快将伤员送医院处理。在运送途中要尽量减少震动,以免眼内容物流出。

异物入眼的应急处理

在日常生活中,经常会发生异物入眼的事。异物入眼后,可引起不同程度的眼内异物感、疼痛及反射性流泪,严重的会造成角膜损伤。

异物入眼后的处理方法如下。

(1)切勿用手揉擦眼睛,以免异物擦伤眼球,甚至使异物陷入组织内。正确的方法应当是,先冷静地闭眼休息片刻,等到眼泪大量分泌,不断夺眶而出时,再慢慢睁开眼睛眨几下,多数情况下,大量的泪水可将异物自动地"冲洗"出来。

(2)如果泪水不能把异物冲出,可把眼轻轻闭上,准备好干净的水(冷开水或生理盐水)装在脸盆里,将脸、眼浸入水内,在水中眨几下眼,这样也会把眼内异物冲出。也可请旁人将患眼撑开,用装满干净水的杯子冲洗眼睛。

(3)如果各种冲洗法均不能把异物冲出,则可请旁人或自己翻开眼皮,用棉签或干净的手帕蘸点干净的水轻轻地将异物擦掉。

(4)如果异物是嵌在眼组织内,则应尽快到医院请眼科医生取出。切勿用针挑或其他不洁物挑剔,以免损伤眼组织、导致眼化脓感染。

(5)异物取出后,可适当滴入一些消毒眼药水或挤入眼药膏,以预防感染。

异物入耳的处理

进入外耳道的异物,常见的有小动物类(如蚂蚁、蚊子、蟑螂等)、豆粒、砂土、水等。小动物的爬动、异物的滑动,会引起令人难忍的不适或疼痛,甚至会损伤鼓膜。

异物入耳后可采取如下处理措施。

(1)如果虫子在左耳,就用右手紧按右耳;如果虫子在右耳,就用左手按左耳,这样可以促使虫子倒退出来。

（2）因为一般小虫均有趋光性，可以用手电筒光照射耳内，把虫子引诱出来。

（3）将香烟雾徐徐吹入耳内，将虫子熏出。

（4）如果上述方法无效，可向患耳内滴几滴刺激性小的油类（如芝麻油、橄榄油）或白酒，使小虫淹毙或逃出。

（5）豆粒、砂土、铁屑、煤渣等固体异物入耳后，可将患耳向下，用手轻轻拍击耳廓，使其掉出。

（6）如果是铁屑等异物，可试用细条形磁铁伸入耳道内将其吸出。

（7）豆粒等植物性异物，可用75％乙醇或白酒滴耳，使异物缩小，有利于取出。切记不宜滴药液，以免异物受湿发胀，增加取出的困难。

（8）如果是水液进入外耳道，可将进水一侧的耳朵向地，同侧脚单腿跳跃几下，水便会流出。或用棉签轻轻插入外耳道，在耳内转动几圈，将水吸尽。

如无法自行取出耳内异物，应及时请医生处理。

异物入鼻腔的应急处理

鼻腔异物可因儿童将瓜子、花生、果仁、纽扣、玻璃球等物塞入鼻腔引起，或因呕吐、打喷嚏等将食物呛入鼻内所致。可采取如下处理措施。

在取鼻腔异物前，首先要询问患儿将何种东西塞入鼻孔，然后让患儿坐在椅子上或大人腿上，头部后仰，检查者用手电光照射患儿鼻孔，观察异物的大小、形状、位置，两侧鼻孔都要查看，以免遗漏。同时要告诉患儿用嘴呼吸，不要用鼻子呼吸，以免将异物吸入气管。

如果鼻腔内异物较小，位置不深，可用擤鼻动作将异物擤出。擤鼻前，大人要对患儿详细交代擤鼻的方法，并给患儿做示范动作，使患儿正确掌握擤鼻要领。擤鼻的要领是：大人先用一个手指将患儿的健侧鼻孔(无异物的鼻孔)堵住,使其不漏气,而有异物侧鼻孔不可堵住,然后让患儿用口深吸气(不可用鼻深吸气,以免将异物吸入气管)后,做擤鼻动作,让气流将异物冲出鼻腔。或是捻一个小纸条,刺激鼻腔黏膜,或用一些胡椒粉,诱发打喷嚏,有时也能将异物排出。

如果用上法不能将异物排出,或是异物较大,可以在手电光的照射下,小心用镊子或钩子取出。

对光滑的球形异物不可随意夹取,以免将其推向深处,甚或掉入气管,造成严重后果,而要及时去医院请医生处理。

骨刺卡喉的处理

有些人进食时不小心被鱼刺、鸡骨、鸭骨、竹签、钉子、针等异物卡刺在咽喉部。这时不要惊慌,可采取以下方法处理:

(1)张开口,如能看见骨刺等异物,可以用干净的镊子或筷子将异物取出。

(2)如果看不见异物,可取橄榄数枚,慢慢嚼下,直至骨刺被吞下为止。

(3)威灵仙15克,食醋200毫升,共煮沸约4分钟,去渣,待凉后缓缓咽下。

(4)取乌梅适量洗净去核,蘸砂糖含化慢慢咽下。

如果上述方法处理无效,应及时到医院请医生处理。

手切割伤后怎么办

在日常生活中,手被切割受伤是经常发生的事,如果处理不当,合并感染,发生败血症等,也会给生命带来威胁。刀刃、玻璃等锐器,划破皮肤或皮下组织,还未伤及重要的组织或内脏的,叫切割伤。浅的切割伤,只伤及表皮,深的可达肌肉、血管、神经等。这种伤口,切口比较整齐,容易愈合。一旦发生手切割伤,应进行如下处理。

(1)受伤后,如果伤口流血不止,是手指受伤的,可用健侧手的拇、示两指紧紧捏住伤指的两侧根部,也可用橡皮筋在伤指根部结扎止血。

(2)伤口先用冷开水或生理盐水冲洗干净,再涂上2%碘酊或75%乙醇消毒,然后包扎。

(3)如果伤口很深或较大,需要急送医院抢救治疗。送往医院途中也应尽量止血,并保护伤口,可用消毒纱布压迫或包扎伤口,切忌乱上药。万一手指被切断,断指最好用纱布包裹,有条件的放入冰盒内带往医院,请医生进行处理。

脏东西或生锈的锐器划伤了皮肤,应该上医院注射破伤风抗毒血清或破伤风抗毒素。

玻璃屑嵌进肉里的处理

一旦细小的碎玻璃屑嵌进肉里,不要用手指甲硬抠,因为指甲垢内藏有很多的细菌,这样容易引起伤口发炎。另外,还能使玻璃屑越抠越深。

对看得见的玻璃屑,可以找一根新的缝衣针,针尖在火上烧一下,再用75%的乙醇或白酒消毒损伤处皮肤,然后用针尖小心将玻璃屑挑拨出来,最后在伤口及周围皮肤涂搽乙醇。

如果玻璃屑嵌入较深,无法看见,只感觉局部刺痛而不能明确嵌入部位,则此时盲目乱取是难以成功的,故可暂不急于清除,待2~3个月后组织包裹,局部形成小硬结后,再到医院请医生取出。

巧挑"肉中刺"

1. 巧挑"植物软刺"法 人们平时如不小心而被扎进仙人掌之类的植物刺时,只要用伤湿止痛膏贴在有刺的部位,在电灯泡上或微火上烘烤一下,然后快速地将伤湿止痛膏揭去,刺就会随之拔出。

2. 巧挑"铁刺"法 机械、机修等工人如不慎将铁屑刺入肉中,可用缝衣针拨开一条细缝,然后将磁铁放在细缝上,刺就能被吸出。

3. 巧挑"木、竹刺"法　可先在有刺的部位滴上一滴风油精,然后用针将刺轻轻挑出。

足踝扭伤后的处理

在体育运动或劳动中,有时在高低不平的路上行走或上下楼梯时不慎踏空,都可能引起脚踝关节突然向内、向外翻转,轻则韧带被拉长、扭伤,重则韧带撕裂、发生骨折,这就是踝关节扭伤。足踝扭伤后,轻者踝关节出现淤血、肿胀和疼痛,重者不能行走、疼痛难忍。

发生轻度踝关节扭伤的处理要点是:待剧痛过后,可以足尖作支点,分别按顺时针方向和逆时针方向转动,如此稍加活动后还可行走,但局部疼痛可能还会持续数日,可用跌打损伤膏等贴敷。

重度足踝扭伤者早期要用冰袋或冷水湿敷肿痛处,以使局部毛细血管收缩,起消肿、止痛作用。受伤 24 小时后可用热毛巾敷患处,促进血液循环,以利淤血吸收。

足底被刺伤后的处理

足底被利器或铁钉刺伤后,由于这种伤口小而深,如果处理不当,不仅容易引起深部组织感染,而且容易招惹破伤风,威胁生命。因此,对脚底刺伤不可掉以轻心。

足底刺伤的急救处理要点如下。

(1)如果伤口较浅,刺伤的异物已经被拔出,可用力在伤口周围挤压,挤出淤血与污物,以减少伤后感染,然后用干净的水(冷开水或生理盐水)冲洗,擦干后涂上碘酊即可。

(2)如果发现刺伤物还存留在伤口内,可顺着刺入方向,小心地将刺伤物拔出。拔时用力要均匀,不要左右晃动,以减少周围组织损伤。然后用力挤出伤口内的淤血、污物,对伤口进行冲洗、消毒、包扎,并尽快到医院注射破伤风抗毒素,以防止破伤风的发生。

(3)如果刺伤物留在伤口内,拔不出来,或断在伤口内,应停止走动,以手指固定住伤口,尽快抬送至医院手术拔出。

皮肤烫伤的应急处理

被开水、热汤、热油、蒸汽等烫伤时,轻者皮肤潮红、疼痛,重者皮肤起水疱,表皮脱落。

发生烫伤后,可按如下方法处理。

(1)立即小心地将被热液浸透的衣裤、鞋袜脱掉,用清洁的水喷洒伤处或将伤处浸入清洁的冷水中,也可以用湿冷毛巾敷患处,还可以用食醋浇到被烫伤的皮肤上。

(2)尽可能不要擦破水疱或表皮,以免引起细菌感染。为了防止烫伤处起水疱,可用食醋洗涂患处,也可以用鸡蛋清涂搽患处。如果水疱已经被擦破,可用消毒过的纱布敷盖伤处,然后送医院治疗。

(3)轻度烫伤或烫伤面积较小,可用鸡蛋油涂患处(鸡蛋油的做法是:取鸡蛋1个,去掉蛋清,将蛋黄放在锅里不加油炒到发焦,最后慢慢熬出鸡蛋油来,待鸡蛋油冷却后,即可使用),也可用生大黄(炒干)研成细末,调鸡蛋清涂患处。

咽部烫灼伤的应急处理

咽部烫灼伤是由于误吞服烫开水、强酸、强碱溶液等造成的,多见于小儿。咽部烫灼伤可造成咽喉黏膜水肿、堵塞,严重的会引起窒息。咽部烫灼伤的程度与开水的温度、化学物质的浓度、饮入量的多少及停留时间的长短有关。受伤较重的部位一般是嘴唇、颊黏膜、咽峡、咽后壁及会厌。由于小儿咽喉保护性反射还不健全,吞咽后不会立即吐出,反而大哭大喊,加深吸气,造成更广泛的烫伤。

一旦发生误服酸、碱等化学物质而出现灼伤时,可采取如下紧急处理方法:如误服强酸,可用氢氧化铝凝胶、肥皂水、牛奶中和,但不能用小苏打,以免服后产生二氧化碳,使本来已受伤的食管和胃胀破。若误服强碱,可用食醋、橘子汁、柠檬汁等中和。在灌入中和液的同时,可以灌入牛奶或鸡蛋清、植物油、面糊等流食,以保护好食管、胃的黏膜。

经过以上初步处理后,应将伤员尽快送医院治疗。

烧伤的抢救

烧伤主要指火焰的高温对人体组织的一种损伤,常由于炉火、房子失火、山林火灾、易燃物爆炸(煤气、天然气、汽油、煤油)等引起。轻度、小面积的烧伤对人体健康影响不大,但是严重烧伤会毁坏人体的皮肤,使体液外溢、血液浓缩,不仅会发生难以容忍的疼痛,而且容易导致休克、感染,甚至死亡。

烧伤的急救要点如下。

(1)立即脱去着火的衣服或用水浇灭燃烧的衣服,如有水坑、水塘、溪河,亦可入水灭火。也可以迅速卧倒,慢慢滚动全身而灭火。注意身上起火时千万不可乱跑,以免风助火燃,加重烧伤;火势很旺时不可用手扑打,以免烧坏手指。另外,在被火围困场合,切忌乱喊大叫,以免吸入火焰,造成呼吸道烧伤。

(2)灭火后,对烧伤伤口可按烫伤的处理方法进行适当处理,再用干净的纱布、手帕包扎伤口,防止感染。

冻伤后的应急处理

对于冻伤的处理可采取如下方法。

(1)尽快使伤员脱离寒冷环境。一般在 24～26℃ 的室温条件下治疗为宜。

(2)迅速将受冻部位浸泡在 40～42℃ 温水中,进行快速复温,使受冻部位恢复到接近正常皮肤温度,皮肤颜色呈现深红色或紫色为止。

（3）耳廓或面部的冻伤可用 42℃的温水浸湿毛巾，进行局部热敷。在没有温水的情况下，可将冻肢置于抢救者的胸部、腹部及腋下等温暖部位，以体温复温。

（4）冻伤的皮肤未破时，可用当归、红花、花椒各 15 克水煎外洗，洗时轻轻按摩局部，促进血液循环。抹干后用类固醇激素和 1％樟脑膏混合后涂患处，一边涂一边按摩，然后穿上鞋袜、戴上手套。

（5）对溃烂的伤口可用热茶水清洗，清洗后可用 10％鱼石脂软膏和红霉素软膏各半混合涂上。

（6）伤员要增加营养，给予高蛋白、高热量饮食。补充维生素 C、维生素 E，以促进血液循环，促使伤口愈合。

民间流传对冻伤部位采用雪搓、冷水浸泡等复温方法应绝对禁止，这些做法是有害无益的，它只能延长冻伤部位的受冻时间，加重组织损伤。此外，用火烤冻肢也是极其有害的。

毒蛇咬伤后的急救处理法

1. 保持镇静　伤员切勿惊慌、乱跑，应就地休息，减少体力活动，以防毒素向全身扩散。

2. 结扎伤肢　在伤口的近心端 5～10 厘米处，用止血带或绳子、腰带、手帕、布带等勒住患肢（以保持动脉血流不受阻为度），以阻断静脉血和淋巴液回流，减少毒素扩散与吸收。结扎后每 20～30 分钟放松 1～2 分钟，以防肢体因循环障碍时间过长而坏死。

3. 冲洗伤口　立即用冷开水、泉水、自来水或生理盐水、肥皂水冲洗伤口，有条件的可用 0.1％～0.2％高锰酸钾溶液或过氧化氢溶液（双氧水）、1％苯扎溴铵（新洁尔灭）等冲洗伤口，把伤口浅表处的毒液冲走。如果伤口中尚有毒牙存在，应及时拔出。

4. 扩创排毒　用火烧消毒过的锋利小刀（有条件的用消毒过的手术刀）在伤口处做"十"字切开，只切开皮下，切断上行的淋巴管即可，不宜切得过深，只要使淋巴液外流，促进毒液排出即可。

再在伤口周围皮肤上划几道口子,或用三棱针、缝衣针等在伤口周围穿刺,使毒液外流。然后用拔火罐、吸引器或吸奶器吸出毒液,抢救者或本人可用无破溃伤口的口腔反复吸吮伤口,同时用手挤压伤处,以加速蛇毒排出。也可以将患肢浸在约2%的冷盐水中,自上而下挤压伤处20～30分钟,这样的排毒效果较好。

5. 伤处冷敷 用冰块、冰水等冷敷伤口周围,可减缓毒素扩散与吸收。

6. 使用蛇药 我国生产的蛇药,如南通蛇药、上海蛇药、群生蛇药、季德胜蛇药、湛江蛇药等,对蛇伤有较好的疗效,有条件的应尽快使用,咬伤24小时后则效果不佳。

7. 民间单验方 ①新鲜半边莲150克,煎汤,每日3次口服。也可用半边莲捣烂敷伤口周围。②鬼针草60克,煎汤代茶饮,每日数次。③雄黄、大蒜各适量,捣烂外敷。④白菊花25克,金银花25克,甘草10克,水煎服。

经过上述初步处理后,应尽快伤员送往医院救治。入院后还将根据病情需要,选用抗蛇毒血清等治疗。在转运途中,要注意伤员保暖,多给予水喝,并密切观察伤员的呼吸、脉搏,以防伤员猝死。

狗咬伤后怎么办

狗咬伤是常见的外伤之一,人若被普通的狗咬伤,一般仅造成局部皮肉损伤,不会有生命危险;倘若被疯狗咬伤,而且未进行及时有效的处理,常能引起狂犬病。

人被狗咬伤后,常常不能马上确定咬人的狗是不是疯狗,即使是被外观健康的狗咬伤,也不易鉴别是不是健康带毒狗。因此,为了确保安全,人被狗咬伤后,不论是否发病,都应采取以下急救措施,以防万一。

(1)要在伤口的上、下方(距伤口5厘米处),用止血带或绳、带子等紧紧勒住,并用吸奶器或拔火罐将伤口内的血液尽可能吸出。

如咬伤处仅有齿痕,可用三棱针刺之,令其出血,再以火罐拔毒。

(2)用 20％中性肥皂水或清水反复冲洗伤口,至少半个小时。并及时到医院或疾控中心注射狂犬病疫苗、破伤风抗毒素。

猫咬伤后应如何处理

猫的牙齿和爪子均较锐利,一旦被激怒,也会咬伤和抓伤人。猫咬伤后 10～20 日,可发生细菌或病毒感染。主要症状是局部出现红肿疼痛,严重时累及淋巴管、淋巴结而引起淋巴管炎、淋巴结炎或蜂窝织炎。

(1)如果肢体被猫咬伤,应该在伤口的上端扎止血带,以免毒素扩散,待伤口处理完毕即放松止血带。

(2)用生理盐水或凉开水冲洗伤口,伤口冲洗干净后,用 5％苯酚(石炭酸)或硝酸腐蚀局部。

猫咬伤的伤口虽然不大,但后果严重,必须引起重视。被猫咬伤以后,如果局部出现红肿,或被咬伤的肢体出现红线,淋巴结肿大,应立即去医院请医生治疗。重要的是有些野猫还有患狂犬病可能,更应予以注意。

蜈蚣咬伤后的应急处理

蜈蚣咬伤后可按如下方法处理。

(1)立即用肥皂水或 3％氨水、5％～10％碳酸氢钠液冲洗伤口。蜈蚣咬伤的痕迹是一对小孔,毒液就是顺小孔流入的,所以一定要用碱性水反复冲洗,忌用碘酊或酸性药物冲洗或涂搽伤口。

(2)雄黄、甘草各等份研成粉末后,用茶油调匀涂患处。或用季德胜蛇药调成糊状,涂搽在伤口周围。或用雄鸡口内的涎沫(将雄鸡倒提,唾液即可流出),抹涂于伤口。或取新鲜蒲公英、扁豆叶、七叶一枝花、半边莲、鱼腥草、马齿苋、鲜芋头、番薯等任何一种,捣烂,外敷患处,有止痛、止痒、消肿的作用。

(3)疼痛剧烈者,可适当服些索米痛片(止痛片)。有过敏征象者,可口服氯苯那敏(扑尔敏)4毫克,每日3次,或阿司咪唑(息斯敏)每日1片。

经上述处理后,如果患处肿痛不消退,症状加剧,或全身症状严重者,应及时送医院治疗。

蝎子螫伤后的处理

一旦被蝎子螫伤,应尽快按如下方法进行处理。

(1)伤处若有毒刺残留,应迅速拔出。

(2)在螫伤处上端(近心端)2～3厘米处,用止血带或布带、绳子扎紧,每15分钟放松1～2分钟。

(3)用手自伤口周围向伤口处用力挤压,使含有毒素的血液由伤口挤出。或用吸奶器、拔火罐等吸取毒液。若口腔黏膜无破损,也可用口吸出毒液。

(4)用3％氨水、石灰水上清液、0.1％高锰酸钾液、5％碳酸氢钠液等任何一种清洗伤口。

(5)伤口周围可用冰敷或冷水湿敷,以减少毒素的吸收和扩散。

(6)伤口周围可涂搽南通蛇药,也可内服。

(7)伤口可用如下方法处理:①用蒲公英的白色乳汁外敷伤口。②雄黄、枯矾各等份,研成粉末后用茶水调成糊状,涂于伤口上,每天涂3次,1～2天可愈。③白矾、半夏适量研末,醋调贴患处,痛止毒出。④大青叶、半边莲各适量,捣烂外敷或煎服。⑤大蜗牛1个,洗净连壳捣烂涂伤口。

(8)在什么条件也没有的情况下,可用泥和自己的尿敷于患处,也能起到消肿止痛的作用。

中毒严重者及幼儿,应立即送医院救治。

蚂蟥咬伤后的处理

蚂蟥学名水蛭,多生长在稻田、池塘、沟渠、河流等处。蚂蟥身上长有吸盘,常以吸盘叮咬在人的皮肤上吸血,同时分泌有阻止血液凝集作用的水蛭素和组胺样的物质,使伤口麻醉、血管扩张、流血不止,并使皮肤出现水肿性丘疹,稍有痛感。有时,蚂蟥还会钻入人的鼻腔、口腔、肛门、阴道、尿道等部位,引起相应部位的痛痒、出血。

一旦发现被蚂蟥叮咬住,可按如下方法处理。

(1)千万不要硬性将蚂蟥拔掉。因为越拉蚂蟥的吸盘吸得越紧,这样,一旦蚂蟥被拉断,其吸盘就会留在伤口内,容易引起感染、溃烂。

(2)可以在蚂蟥叮咬部位的上方轻轻拍打,使蚂蟥松开吸盘而掉落。也可以用烟油、食盐、浓醋、乙醇、辣椒粉、石灰等滴撒在虫体上,使其放松吸盘而自行脱落。

(3)蚂蟥掉落后,若伤口流血不止,可先用干净纱布压迫伤口1~2分钟,血止后再用5%碳酸氢钠溶液洗净伤口,涂上碘酊或甲紫,用消毒纱布包扎。若再出血,可往伤口上撒一些云南白药或止血粉。

(4)蚂蟥掉落后,若伤口没出血,可用力将伤口内的污血挤出,用小苏打水或清水冲洗干净,再涂以碘酊或乙醇进行消毒。

(5)若蚂蟥钻入鼻腔,可用蜂蜜滴鼻使之脱落。若不脱落,可取一盆清水,伤员屏气,将鼻孔浸入水中,不断搅动盆中之水,蚂蟥可被诱出。

(6)若蚂蟥侵入肛门、阴道、尿道等处,要仔细检查蚂蟥附着的部位,然后向虫体上滴食醋、蜂蜜,待虫体回缩后,再用镊子取出。

蜂螫伤后的应急处理

人被蜂螫伤后,轻者仅局部出现红肿、疼痛、灼热感,也可有水疱、瘀斑、局部淋巴结肿大,数小时至1~2天内自行消失。如果身体被蜂群螫伤多处,常引起发热、头痛、头晕、恶心、烦躁不安、昏厥等全身症状。对蜂毒过敏者,可引起荨麻疹、鼻炎、唇及眼睑肿胀、腹痛、腹泻、恶心、呕吐,个别严重者可致喉头水肿、气喘、呼吸困难、昏迷,终因呼吸、循环衰竭而死亡。

被蜂螫伤后可按如下方法处理。

(1)仔细检查伤处,若皮内留有毒刺,应先将它拔除。

(2)若被蜜蜂螫伤,因蜜蜂毒液是酸性的,故可选用肥皂水或3％氨水、5％碳酸氢钠液、食盐水等洗敷伤口。若被黄蜂螫伤,要用食醋洗敷,也可将鲜马齿苋洗净挤汁涂于伤口。

(3)若有南通蛇药(季德胜蛇药),可将药片用温水溶化后涂于伤口周围;或用紫金锭或六神丸等药研末湿敷患处,有解毒、止痛、消肿的功效。

(4)民间单验方可选用:①大蒜或生姜捣烂或取汁涂敷患处。②将鲜茄子切开,涂搽患处;或加白糖适量,一并捣烂涂敷。③鲜紫花地丁、半边莲、蒲公英、野菊花、韭菜等一同或单种捣烂敷患处。

若有过敏反应,应尽快送医院救治。

毒蜘蛛咬伤后的处理

毒蜘蛛咬伤后,可按如下方法处理。

(1)立即用止血带或绳子、手帕、裤带等紧扎伤口上方(肢体近心端),每隔15分钟左右放松1分钟。

(2)对伤口做"十"字切口,或用三棱针或大号缝衣针刺扎伤口周围皮肤,然后用力将毒液向外挤出,或用吸奶器、拔火罐将毒液吸出。

(3)用苯酚(石炭酸)烧灼伤口,放松止血带,也可局部涂以2％碘酊。

(4)伤口周围可用南通蛇药涂敷;或用生姜捣烂取汁,加清油调和,搽患处;也可用鲜桃叶捣烂取汁,敷患处;还可用半边莲30克、白花蛇舌草150～300克,捣烂外敷或水煎服。

症状严重者应尽快送往医院抢救。

鼠咬伤后的处理

由于老鼠喜欢吃带有奶味的婴儿嫩肉,所以婴儿被老鼠咬伤的事时有发生。当熟睡的婴儿突然啼哭时,父母要仔细检查一下婴儿,看看是否被老鼠咬伤。

被老鼠咬伤的伤口很小,容易被忽视。由于老鼠能传播多种疾病,故被老鼠咬伤后,应及时处理。

(1)用清洁水冲洗伤口,把伤口内的污血挤出,再用过氧化氢液消毒。

(2)取鲜薄荷洗净,捣烂取汁,涂患处,可止痛、止痒、消肿。

在上述处理之后,应尽快到医院请医生诊治。

煤气中毒的抢救

对煤气(一氧化碳)中毒者的抢救必须争分夺秒,具体方法如下。

(1)立即把现场的门窗打开;迅速将中毒者移出现场,转移到空气新鲜之处,解开衣扣,但要注意保暖。有条件的可直接给中毒者吸氧。

(2)若中毒者的呼吸、心跳已停止,应及时进行人工呼吸和胸外心脏按压。要注意将中毒者的头偏向一侧,清除其口、鼻中的呕吐物及分泌物,摘下义齿。

(3)若中毒者已昏迷,可立即针刺其人中、劳宫、涌泉、十宣等穴,以促其苏醒。

(4)若中毒者能饮水,可给予热糖茶水或其他热饮料。

轻度中毒者,在空气新鲜处休息 2～3 小时后可基本恢复正常。中、重度中毒者经上述紧急处理后,应及时送往医院进一步抢救、治疗。

发生机动车交通事故怎么办

发生事故后,应第一时间拨打 119 或 120 电话求救。必须讲解清楚有关情况,如事故地点、伤员人数、受伤情况等。

(1)应立即停车,保护现场,开启危险报警双闪灯,并在来车方向 50～100 米处设置警示标志。

(2)因抢救受伤人员而需变动现场时,应标明事故车和人员位置。

(3)在道路上发生交通事故,未造成人员伤亡或财产损失轻微的,当事人应先撤离现场再进行协商处理。

(4)有人被挤压、夹嵌在事故车辆内时,应设法脱身。若一时解脱不了,应等待救援人员到来,切忌强拖强拉。

(5)若出血应进行止血处理,可利用现场材料(如衣服等)进行包扎和压迫止血。若伤员有很多呕吐物,应用手将其头偏向一侧,同时清除口腔内残留物。当伤员心搏、呼吸停止时,在医生未到达之前可采取胸外心脏按压及人工呼吸。

发生交通事故时乘客如何自救

(1)若遇翻车或坠车,应迅速蹲下身体,紧紧抓住前排座位的椅脚,身体尽量固定在两排座位之间,随车翻转。

(2)两车相撞时乘客应马上侧身,头颈紧靠车座后背,使惯性作用的上身呈左右倾倒而避免前后倾倒。在撞车的一刹那,要迅速伸脚顶住前排,背靠着力的部位,并以手掌或手肘护住头部。

(3)车祸时车窗玻璃对人的伤害极大,乘客要尽力抱紧车内固定物,如扶手、椅背、座位等,以防碎玻璃片割伤、划伤颈面部或刺中其他要害部位(如胸部等)。

(4)车辆在行驶中发生事故时,乘客不要盲目跳车,应在车辆停下后再陆续撤离。

高速公路上发生交通事故的应急处理

若前面车辆发生交通事故,驾驶员要快速做出准确的判断,沉着冷静,不能慌乱与紧张。尽快拨打电话报警。

(1)一旦发现前方交通事故发生,驾驶员应及时采取紧急制动措施,在安全带内停车。待车停稳后,应立即带上手刹。

(2)停车后,迅速组织乘客转移到较为安全的地带(高速公路外空地)。

(3)尽快在车后 100～150 米处设置警示标志,避免追尾事故发生。

(4)应充当好临时性的交通疏导员,如用应急灯或其他明显的标志物或以打手势的办法,及时向后面的车辆发出停车或注意避让的紧急信号。

乘地铁的避险要点

(1)在站台上候车时,须遵守安全警示的提示,要站在黄色安全线以内。当站台人群比较拥挤时,要注意观察四周情况,以免发生坠落或被人挤下站台等意外情况。

(2)遇到紧急情况时,迅速找到疏导标志和紧急出口指示,并按所示方向寻找安全出口。这些标志通常分布在站台的柱子底部、车站台阶、车站大厅及出入口处。

(3)在乘坐地铁的过程中,要留意车厢内的报警装置,报警装置通常安装在车厢两端的侧壁上方。

地铁候车不慎掉下站台怎么办

地铁站台通常在上下班高峰期十分拥挤,如果乘客不慎掉下站台,应立即采取以下措施。

(1)如果掉下站台后看到有列车驶来,不要惊慌,马上紧贴里侧墙壁(带电的接触轨通常在靠近站台的一侧),身体尽量紧贴墙壁以免列车刮到身体或衣物。在列车停车后，由地铁工作人员进行救助。

（2）看到列车已经驶来，千万不能就地趴在两条铁轨之间的凹槽里，因为那里没有足够的空间使人容身。

（3）如果发现有乘客意外掉下站台，应赶紧大声呼救并向工作人员示意，工作人员将采取措施停止向接触轨供电，并及时提供救助。

地铁里发生毒气泄漏怎么办

（1）若地铁里发生了毒气泄漏，应当利用随身携带的餐巾纸、手帕、衣物等堵住口鼻、遮住裸露皮肤。如果手头有水或饮料，最好将餐巾纸、手帕、衣物等浸湿后捂住口鼻。

（2）迅速判断毒源的方向，朝着远离毒源的方向撤离，有序地跑到空气流通处或毒源的上风口处躲避。

（3）到达安全地点后，尽快用流动的水清洗身体裸露部分。

乘坐飞机应采取哪些防护措施

飞机起飞后的 6 分钟和着陆前的 7 分钟，最容易发生意外事故，国际上称为"可怕的 13 分钟"。因此，乘客应做好安全防护措施。

（1）乘客登机后要认准自己的座位与最近的应急出口的距离和路线。

（2）将座位头顶部的行李舱门关好。

（3）飞机起飞、飞行途中、着陆时都必须系好安全带。

飞机遇险时应采取哪些应急措施

（1）当机舱"破裂减压"时，迅速拉下并戴好氧气面罩。

（2）保持稳定的安全体位：弯腰、双手在膝盖下握住，头放在膝盖上，两脚前伸并紧贴地板。

（3）听从机组人员指挥，迅速有序地由应急出口滑落地面。

（4）舱内出现烟雾时，要把头弯到尽可能低的位置，屏住呼吸，用水或饮料浇湿毛巾或手帕捂住口鼻后再呼吸，弯腰或爬行到出口。

（5）飞机下坠时，要对自己大声呼喊："不要昏迷，要清醒！兴奋！"并竭力睁大眼睛，用这种自我心理刺激避免"震昏"。

（6）飞机撞地轰响时，快速解开安全带，朝应急出口或朝着外界光亮的裂口逃跑。

（7）飞机在海上失事，应立即穿上救生衣。

乘船应注意哪些安全事项

（1）不要乘坐无证或超载的船只，尽量不要乘坐人货混装船。如遇到大风、浓雾、暴雨等恶劣天气，应尽量避免乘船。

（2）上下船要按次序进行，不得拥挤、争抢，以免造成挤伤、落水、翻船等事故。

（3）不要把危险物品、禁运物品带上船。

（4）上船后要留心通往甲板的最近通道和摆放救生衣的位置，且不能随意挪动。

（5）到甲板上时要注意抓牢扶手，以免滑倒或掉入水中。

（6）不在船头、甲板等处打闹，以防落水。不要全部拥挤在船的一侧，以免船体倾斜，发生事故。

（7）不要乱动船上的安全设备，以免影响船只的正常航行。

（8）船只在夜间航行时，不要用手电筒向水面、岸边乱照，以免引起误会或使驾驶员产生错觉而发生危险。

（9）一旦发生意外，应听从有关工作人员指挥，不要自作主张跳船。

翻船后的自救方法

如果发生翻船事故，人被抛入水中，要尽量保持镇静，同时采取以下方法进行自救。

（1）如果是木制船，翻船后一般不会下沉。这时应立即抓住船舷并设法爬到翻扣的船底上。如果船离岸边较远，最好保持镇静，等待救援。

（2）如果是玻璃纤维增强塑料制成的船，翻船后会下沉。这时不要再将船正过来，要尽量使其保持平衡，避免空气跑掉，并设法抓住翻扣的船只，以等待救助。

（3）如果在海上遇到事故需弃船避难时，首先要对浮舟进行检查，将必需品（如打火机、手机、食品等）装入塑料袋中，避免被海水打湿。

（4）如果在海上随风漂流，长时间坐在浮舟上要注意活动手脚，使肌肉得以放松。同时，应注意保暖，不要被海水打湿身体。

瓜果蔬菜治百病

发表散寒、和胃止吐用生姜

生姜也叫鲜姜,性热,味辛,干燥后即为干姜或白姜,主要成分有姜醇、姜烯、芳樟醇、姜辣素、天门冬素、氨酸、甘氨酸、丝氨酸等。生姜有发表散寒、温肺化痰、和胃止吐的功效,主要用于风寒外感、喘咳多痰、除敏解毒、风湿痹痛等。强身治病方法如下。

1. 寒风感冒 ①生姜10～20克(切片),辣椒适量,水煎趁热服。②生姜15克,大蒜15克,水煎后加红糖适量热服。③生姜5克,红糖30克,水煎后趁热服下。

2. 伤风感冒、受寒腹痛 ①鲜姜3片,白胡椒7粒,红糖15克,捣烂,开水冲服。②干姜9克,陈皮12克,葱白5克,胡椒1.5克,水煎服。

3. 哮喘 生姜15克,鸡蛋1个,姜切碎,同鸡蛋调匀,炒焦吃,忌生冷。

4. 喘咳多痰 生姜40～80克,水3碗,煎至六分之一,加蜂蜜或红糖温服,每日2次。

5. 胃气虚风热 姜汁20～30克,生地黄汁少许,蜂蜜适量,用温开水调和后顿服。

6. 恶心、呕吐 ①生姜9克,橘皮9克,水煎,分2次服。②生姜汁半匙,蜂蜜2匙,开水半杯,调匀一次服下。

7. 风湿痹痛、跌打损伤 生姜捣烂,白酒、面粉各适量,共调为糊状,外敷。

8. 感冒鼻塞　取鲜生姜一块，大小不计，洗净，切成薄片（注意：生姜不能放盐）备用。当鼻塞时取出一片放入口中咀嚼，咀嚼过程中勿把姜渣吞入腹中，待生姜在口中无姜味而姜渣呈苦味时吐出，一次无效可连用，一般只需 2～3 片即可解除鼻塞。

利水消痰、清热解毒用冬瓜

冬瓜也叫白瓜、白冬瓜、东瓜、枕瓜等，性凉，味甘、淡，主要成分有糖类、粗纤维、钙、磷、铁、胡萝卜素、维生素 B_1、维生素 B_2、维生素 C 及烟酸等。常食冬瓜，可以减肥，是肥胖者的理想食品。冬瓜有利水、消痰、清热、解毒的功效，主要用于水肿、腹胀、脚气、淋病、咳嗽、气喘、多痰、解暑、消渴、痈肿、痔瘘等。强身治病方法如下。

1. 糖尿病　①冬瓜削皮、去子，切块、条，加虾皮适量清炖食用，也可加豆腐或鲜番薯适量清炖食用。②冬瓜 1000 克，煮熟绞汁，每日 2 次，每次 200～300 毫升，连续服用。重症配合药物治疗。③冬瓜 500 克，去皮切块，鲜地瓜叶 100 克，共煮熟，当菜常食。④冬瓜 200 克，去皮切块，鲜番茄汁 50 克，清炖食用。

2. 慢性胃炎　冬瓜子 25～50 克，水煎服，每日 2～3 次。

3. 慢性肾炎、妊娠水肿　①冬瓜 500 克，去皮煮汤喝，每日早晚各 1 次。②冬瓜适量，清炖鲤鱼食用。

4. 肾结石、膀胱结石　冬瓜皮 25 克，车前草 25 克，金钱草 25 克，白茅草 25 克，干地龙 1 条，加水 800 毫升，煎至 300 毫升，去渣服用，每日 1 剂，分 2 次服。

消食化痰、宽中顺气用萝卜

萝卜也叫莱菔、紫菘、白萝卜、萝白等，性凉，味辛、甘，主要成分有维生素 C、烟酸、钙、磷、铁、糖类、甲硫醇及锰、硼、胡萝卜素、莱菔苷等，生食可消食、止渴、顺气。萝卜有消食、化痰、宽中、顺气、清热解毒的功效，主要用于食积胀满、咳痰失音、吐血、鼻出血、消渴、痢疾、头痛、跌打损伤、口疮、脚气等。强身治病方法如下。

1. **饮食过度、胃酸过多、吐酸水、消化不良** 生嚼食萝卜，或凉拌新鲜萝卜丝。每次适量。

2. **呕吐反胃** ①萝卜适量，洗净，捣碎，蜜煎后，细嚼食。②白萝卜1个，捣烂，取汁，加红糖，开水冲服。

3. **胃痛** 白萝卜适量，捣烂，绞汁，加姜汁适量，每饭后服用半茶杯。

4. **肠炎腹泻** 萝卜干50克，水煎服，每日2～3次。

清热祛湿、利水滑肠用黄瓜

黄瓜也叫胡瓜、五瓜、刺瓜，性凉，味甘，主要成分有葡萄糖、鼠李糖、半乳糖、甘露糖、木糖、果糖及芸香苷、异槲皮苷、精氨酸、葡萄糖苷等苷类，尚含咖啡酸、绿原酸、多种游离氨基酸、核黄素、维生素C、挥发油等。黄瓜头部苦味，成分为葫芦素A、B、C、D，葫芦卜素有抗肿瘤作用。黄瓜有清热、祛湿、利水、滑肠、解毒的功效，主要用于烦渴、咽喉肿痛、火眼、烫火伤。强身治病方法如下。

1. **小儿热痢** 嫩黄瓜洗净切片，拌蜂蜜食。

2. **内热烦渴** ①生黄瓜200克，生食，每日2～3次。②老黄瓜200克，削皮去子，切片，拌白糖食用。

3. **轻度水肿** 老黄瓜皮30克，水煎服，每日2～3次，连续服用。

4. **黄疸** 黄瓜皮(干)50克，水煎服，每日3次。

益气壮阳、明目解毒用苦瓜

苦瓜也叫凉瓜、癞瓜、锦荔枝、红羊等。9～10月份食用鲜品，切片晒干四季皆用。苦瓜性寒，味苦，主要成分有苦瓜苷、多种氨基酸、糖类、蛋白质、维生素C、胡萝卜素、烟酸等。食用多为鲜嫩果实。国外报道，苦瓜中含有奎宁，故可清热解毒。苦瓜中的蛋白质素，可提高免疫功能，有抗淋巴瘤作用。苦瓜有清暑解热、明目解毒、益气壮阳的功效,主要用于热病烦渴、中暑下痢、风热赤眼、痈肿恶疮等,常食可清热解毒、预防疾病。强身治病方法如下。

1. **中暑发热**　鲜苦瓜 1 个,切开去瓤,放入茶叶,再合上,悬挂通风处阴干。每次 10～15 克,水煎或泡开水代茶饮。

2. **烦热口渴**　鲜苦瓜 1 个,切开去瓤,切碎,水煎服。

3. **糖尿病**　鲜苦瓜 100 克,切丝,开水烫后清水浸泡 1～2 小时,做菜食用。或将苦瓜焙干研末,每次服 10 克,每日 3 次。

4. **风热眼疾、胃气痛**　苦瓜适量,焙干研为细末,冰糖水冲服,每次 15～20 克,每日 2～3 次。

清热解毒、止渴平喘用丝瓜

丝瓜也叫天罗瓜、绵阳瓜、布瓜、水瓜、絮瓜、绵瓜等,性凉、味甘,主要成分有蛋白质、维生素 B_1、维生素 B_2、维生素 C、烟酸、钙、磷、纤维素、黏液脂、皂苷和瓜氨酸等。丝瓜有生津止渴、清热解毒、止渴平喘、凉血止血的功效,主要用于咳嗽多痰、风热烦渴、乳汁不通、痈肿疔疮、肠风痔瘘、尿路炎症、崩漏、血淋等。强身治病方法如下。

1. **肠风腹泻、乳汁不通**　丝瓜烧灰存性,研末,酒调服。每次 6～10 克,空腹服。

2. **粪便干结**　鲜丝瓜,洗净,刮皮,切片,油炒或做汤常食。

3. **腹胀**　丝瓜 1 条,烤干为末,黄酒送下。

4. **慢性支气管炎**　鲜嫩丝瓜适量,洗净,捣烂,绞汁,生饮。

生津止渴、健胃消食用番茄

番茄也叫西红柿、番柿、番李子,性微寒,味甘、酸,主要成分有苹果酸、柠檬酸、腺嘌呤、胡芦巴碱、胆碱和少量番茄碱,并含有钙、磷、铁、维生素 B_1、维生素 B_2、烟酸及维生素 C 等。尤其是维生素 C,每 100 克番茄中含 11 毫克,在蔬菜中较多,有天然维生素 C 之称。还含有谷胱甘肽,为抗氧化物质,有防癌、抗衰老作用。番茄有生津止渴、健胃消食的功效,主要用于口渴、食欲缺乏、不思饮食、坏血病等。强身治病方法如下。

1. 口渴、食欲缺乏、消化不良　①西红柿生食或做汤。②番茄洗净,捣烂挤汁,每次服 100～150 毫升,每日 2～3 次。

2. 胃热口苦　番茄汁 150 毫升,山楂汁 20 毫升,混合服,每日 2～3 次。

3. 发热烦渴、口干舌燥　番茄汁 200 毫升,西瓜汁 200 毫升,混合服。

4. 消化不良　每次饭后吃 1 个鲜番茄。

活血止痛、祛风通络用茄子

茄子也叫矮瓜、昆文瓜、落苏、吊菜子等,性凉,味甘。主要成分有胡芦巴碱、水苏碱、胆碱、蛋白质、钙、磷、维生素 C、维生素 P 和烟酸等。茄子有清热消肿、活血止痛、祛风通络的功效,主要用于热毒疮痈、皮肤溃疡、肠风便血、口疮牙痛、脚气、血痔等。强身治病方法如下。

1. 老年咳嗽　白茄子 60 克,煮后去渣,加蜂蜜适量温服,每日 2 次。

2. 黄疸型肝炎　紫茄子 500 克,洗净,去蒂,切块,大米适量,共煮粥食用。

3. 肠风便血、血痔　茄子或茄蒂适量,烧存性,研为细末。每次服 15 克,米汤饮下。每日 2～3 次。

4. 皮肤溃疡　茄子适量,煨煅存性,研为细末,加入少量冰片混匀,撒布创面,用纱布敷料包扎。

温中散寒、开胃消食用辣椒

辣椒也叫辣子、番椒、秦椒、辣茄、辣虎、海椒、辣角等,有羊角椒、柿子椒、冲天椒、小辣椒等品种,性热,味辛、辣,主要成分有辣椒碱、二氢辣椒碱、降二氢辣椒碱、高辣椒碱、高二氢辣椒碱、壬酰香荚兰胺、隐黄素、辣椒红素,并含有蛋白质、脂肪、磷、钙、胡萝卜素、维生素 C、柠檬酸、酒石酸、苹果酸等。其中维生素 C 每 100 克中含量达 185 毫克。辣椒有温中、散寒、开胃、消食的功效,主要用于寒滞腹痛、食欲缺乏、消化不良、呕吐、泻痢、冻疮、疥癣、风湿等。强身治病方法如下。

1. **冻疮** ①剥辣椒皮,贴患处。②干辣椒、茄子秆适量,煎水,每日早晚洗患处。③红辣椒去子 9 克,樟脑 3 克,白酒 60 毫升,将辣椒切碎,入白酒浸泡 7 日,再加入樟脑,摇匀,涂患处,每日 2～3 次。

2. **关节痛、跌打损伤** ①辣椒面适量,冬天用酒,夏天用醋调和,涂患处。②红辣椒 10 个,萝卜 1 个,共捣烂,敷患处。

3. **久痢脱肛** 青辣椒子研细末。每日 2～3 次,每次 9 克,开水冲服,连续服用。

4. **腋臭** 辣椒切碎,泡入碘酒中,每日 1～2 次,搽患处。

消炎解毒、杀虫消积用大蒜

大蒜也叫蒜、蒜头、胡蒜、独蒜等,性温,味辛,主要成分有蛋白质(44％)、淀粉(23％)、维生素 B_1、维生素 B_2、维生素 C 和大蒜辣素、大蒜氨酸、挥发油等,有辣、臭味。大蒜辣素有杀菌作用,是天然的抗生素。在有杀菌作用的高等植物中,大蒜杀菌效力为首,以紫皮蒜、独头蒜最佳。大蒜有行气血、暖脾胃、消炎解毒、杀虫消积的功效,主要用于饮食积滞、脘腹冷痛、肠炎痢疾、痈疽肿毒、白秃癣疮、虫蛇咬伤、预防感冒等。强身治病方法如下。

1. **防治肠炎、痢疾** 夏日每餐随饭菜生食大蒜 1～2 瓣或在吃凉拌菜时拌大蒜泥适量,可起到预防作用。治疗可取大蒜 1 头,带皮用火烧至皮焦肉夹生即可去皮食用。每日 3～4 次。

2. **细菌性痢疾** ①大蒜 50 克(去皮),捣烂浸于 38℃ 开水 100 毫升内,放置 2 小时,过滤,去渣,加白糖适量。每次口服 20～30 毫升,4～6 小时 1 次。儿童酌减量。②大蒜数个,捣烂如泥,敷于肚脐和脚心,贴胶布固定。同时生食大蒜数瓣,每日 2～3 次。

3. **阿米巴痢疾** 大蒜 5 头,白萝卜 100 克,煎煮后连汤食用,同时用 5％～10％大蒜浸液灌肠。

4. **胃炎、呕吐** 大蒜 2 头,烧热,蜂蜜水送服。

祛寒痰、降血糖用洋葱

洋葱也叫玉葱、葱头、圆葱、皮牙子等,性温,味辛,主要成分有硫醇、硫化物、柠檬酸、苹果酸、羟基桂皮酸、咖啡酸、维生素 A、维生素 B_1、维生素 B_2、维生素 C 等。并含有类似甲苯磺丁脲的降糖物质,糖尿病患者可常食。洋葱还含有硒,能使人体内的过氧化物还原成无害物质,故有防癌、抗衰老作用。洋葱有健脾胃、祛寒痰、活血、利尿、消炎杀菌及降血糖、血脂的功效,主要用于冠心病、糖尿病、伤风多痰、食欲下降、肠炎腹泻、排尿不畅、创伤、溃疡、滴虫阴道炎及维生素缺乏症。强身治病方法如下。

1. **冠心病、糖尿病** ①洋葱去外皮,粗切,加瘦肉、木耳,或炒或熘常食。②黄豆加盐、调料煮熟,洋葱切小块,共拌食。供辅助治疗。

2. **食欲不佳、伤风多痰** 洋葱去外皮,切细,白萝卜洗净切丝,各等份,加醋、盐、香油生拌嚼食。

3. **肠炎腹泻、排尿不畅** 洋葱 1～2 个,去外皮,切块,捣烂绞汁,入白酒少许,温服。每日 2～3 次。

4. **维生素 C 缺乏症** 洋葱做菜肴常食。

祛风发汗、温肾明目用大葱

大葱也叫葱,有大葱、小葱之分,性温,味辛。叶中主要成分有葡萄糖、果糖、蔗糖、麦芽糖及多种低聚果糖,也含少量淀粉、半纤维素、纤维素Ⅱ、木质素。葱白主要成分有蒜素、二烯丙基硫醚、草酸钙、维生素 C、维生素 B_1、维生素 B_2、烟酸、维生素 A、棕榈酸、硬脂酸、花生酸、油酸、亚油酸、多糖类。葱花、葱实(葱的种子),葱须根亦供药用。大葱有祛风发汗、解毒消肿、温肾明目的功效,主要用于风寒感冒、头痛鼻塞、疮痈肿痛、肾虚目眩等。强身治病方法如下。

1. 风寒感冒、头痛鼻塞　①连根葱白数根,和米煮粥,入醋少许,热食取汗。②葱白 50 克(洗净切段),苏叶 15 克,水煎热服。每日 2～3 次。③葱白 20 克,生姜 10 克,切碎,面粉适量,共做面糊,加香油、盐少许,热食。④大米 50 克,煮粥,将熟时加葱 50 克(去外皮、老叶切段),待葱烂食用。

2. 伤风咳嗽　葱白连须 7 个,梨 1 个,白糖 50 克,水煎后吃葱、梨喝汤,每日 2 次。

3. 流感　葱白 3 根,白菜根 10 克,芦根 10 克,水煎服。

4. 肾虚眼暗　捣葱实和蜜为丸如梧子大。每日 2～3 次,每次 10～20 丸,米汤送下,饭后服。

益胃气、抗衰老用香菇

香菇也叫香蕈、草菇、香菰、香信,性平,味甘,主要成分有蛋白质、脂肪、糖类、粗纤维、钙、磷、铁、维生素 B_1、维生素 B_2、烟酸等。并含有谷氨酸、丙氨酸、缬氨酸等多种氨基酸及有机酸、糖类等。香菇有益胃气、托痘疹、防癌、抗衰老的功效,主要用于预防佝偻病、贫血及治疗食欲缺乏、小便不禁等。强身治病方法如下。

1. 佝偻病、贫血　香菇、木耳做汤或炒鸡蛋食用,可预防和辅助治疗,也可用香菇煮黄豆连续食用。

2. 小便不禁　香菇 50 克,韭菜子 10 克,共焙干,捣为细末,加白糖适量,开水冲服,每日 2 次。

3. 功能失调性子宫出血　香菇焙研末,每次服 3 克,温开水送下,每日 2 次。

4. 子宫颈癌　香菇 6 克,水煎服,辅助治疗。

悦神开胃、止泻止吐用蘑菇

蘑菇也叫鸡足蘑菇、蘑菇蕈,性凉,味甘,主要成分含蛋白质(鲜品 2.9%、干品 35.6%)、脂肪、糖类、维生素、纤维、钙、磷、铁等。蘑菇有悦神、开胃、止泻、止吐等功效,主要用于肝炎、粒细胞减少症、咳嗽、高血压等。强身治病方法如下。

1. 传染性肝炎、粒细胞减少症　蘑菇、银耳、冰糖各适量,做汤食用,配合药物治疗。

2. 糖尿病　蘑菇做汤或菜肴常食。

3. 咳嗽气逆　蘑菇做汤菜食用。

4. 高血压　干蘑菇 25 克,加水 2000 毫升,煎至 1000 毫升,冷藏保存,每日 2～3 次,每次 200～250 毫升。或经常食用蘑菇汤。

补气益血、调经止痛用黑木耳

黑木耳也叫木耳、云耳、耳子等,性平,味甘,主要成分有蛋白质、脂肪、糖类、粗纤维、钙、磷、铁、镁、钾、维生素等。木耳有补气益血、润燥利肠、调经止痛等功效,主要用于气虚血亏、虚劳咳嗽、月经不调等。强身治病方法如下。

1. 崩淋血痢　①木耳 30 克。泡洗净,用水煮熟,将木耳捞出,拌盐、醋调食,喝其汤,每日 2 次。②黑木耳 15～30 克,温水泡开,洗净,煮烂,加红糖适量服用。③水发黑木耳 50 克,洗净,切细丝,猪肉 50 克,炒熟,拌大米粥喝。

2. 月经过多　水发黑木耳 100 克,大枣 10 个,老母鸡 1 只,共炖烂食用。

3. 慢性支气管炎、粒细胞减少症　黑木耳 10 克,泡软择净,冰糖 20 克。加水炖服用。每日 1～2 次,也可同莲子、大米同煮粥喝。

4. 肺结核　经常用木耳做菜食用。

5. 贫血 木耳 30 克,水泡软洗净,大枣 30 个,加水适量煎煮,常服。也可同小米一起煮粥喝。

滋阴润肺、补脑强心用白木耳

白木耳也称银耳、白耳子等,主要成分有蛋白质(10%)、糖类(65%)、脂肪、粗纤维、钙、磷、铁、硫、镁、钾、钠及维生素等。白木耳有滋阴润肺、生津养胃、补脑强心的功效,主要用于虚劳咳嗽、痰中带血、虚热口渴等。强身治病方法如下。

1. 润肺、止咳、滋补 白木耳 10 克,燕窝 10 克,加水炖烂服用。或单用白木耳加调料少许,清炖服用。

2. 脾胃虚热、老人体衰、虚劳咳嗽、慢性便血等 白木耳 10 克,大枣 3～5 枚,大米适量,共煮粥喝。也可用白木耳,加冰糖,炖汤服用。

3. 血虚所致肠燥便秘 白木耳 15 克,松子仁 9 克,同煮烂,加蜂蜜适量,每日 1～2 次,连服数日。

4. 胃出血、咳嗽、咯血 白木耳为末,每日 3 次,每次 5～10 克,红糖水冲服或炖烂加白糖食用。

消痰利肠、通脉化食用竹笋

竹笋(鲜笋)包括毛笋、春笋、冬笋、茅竹笋等,性寒,味甘,主要成分有蛋白质(50%)、纤维素、维生素 B_1、维生素 C、多种氨基酸、胡萝卜素、磷、钙、铁及草酸等。竹笋有消痰、利肠、通脉、化食的功效,主要用于清热除痰、痘疹不透等。强身治病方法如下。

1. 肺热多痰 鲜竹笋适量,去外壳、切片,猪肺 1 具。加调料少许,煮烂食用。

2. 失眠 竹笋 150～200 克,切片、煮汁,每晚睡前服。

3. 高血压 竹笋不限量,清炖食用。

4. 小儿痘疹不出 竹笋 200 克,生姜适量,水煎服。

驱风散热、顺气止痛用茴香菜

茴香菜也叫香丝菜,性温,味甘、辛,主要成分有维生素 C、少量维生素 B$_2$、莲苷、茴香苷、桂皮酸、咖啡酸、茴香酸等多种有机酸。茴香有驱风、散热、顺气、止痛的功效,主要用于寒疝、胃寒呕逆、腹痛、风湿性关节炎等。强身治病方法如下。

1. 肾气胁痛、喘息刺痛　鲜茴香菜 50 克,捣烂绞汁,加热酒 50 毫升,顿服。

2. 肾虚耳鸣　茴香叶适量,捣烂取汁,滴耳心,右鸣滴左、左鸣滴右。

3. 恶毒痈肿　茴香菜,捣烂绞汁 500 克,每日 3～4 次服用,其渣贴于患处。

4. 风湿性关节痛　茴香根 30 克,白土茯苓 30 克,煨水服。

补筋骨、通经脉用莴苣

莴苣也叫莴苣菜、莴菜、莴笋菜等,性凉,味苦、甘,主要成分有维生素 C、糖类、钙、磷、铁等。莴苣有补筋骨、开胸膈、通经脉、利小便、清热、解毒的功效,主要用于小便不利、乳汁不通、食物不消、痰火凝结等。强身治病方法如下。

1. 小便不利、血尿　莴苣捣烂如泥,做饼贴于肚脐上,外敷塑料膜固定,每日 1～2 次。

2. 产后无乳　莴苣 200 克,捣烂如泥,白酒或黄酒调服。或用莴苣菜煨猪蹄食用。

3. 水肿　莴苣菜 100 克,冬瓜皮 20 克,水煎服。

4. 百虫入耳　莴苣捣汁,滴入自出。

滋肾阴、益气力用甘薯叶

甘薯叶即山薯叶,性平,味甘,无毒,主要成分有蛋白质、脂肪、糖类、维生素 A 等。甘薯将成熟时摘取嫩叶鲜食或开水烫后晒干备用。甘薯叶有补虚乏、益气力、健脾胃、滋肾阴的功效,主要用于脾虚纳差、肾阴不足。强身治病方法如下。

1. 脾胃虚弱、不思饮食　甘薯叶 30 克,水煎服,早晚各 1 次。

2. 肾阴不足、腰脚软　甘薯叶 30 克,龟甲 30 克,共煮取汁,每日 2 次内服。

3. 糖尿病　鲜甘薯叶 100 克,鲜冬瓜适量,炖熟食用。

4. 产后乳汁不足　甘薯叶 250 克,五花猪肉 200 克。将甘薯叶洗净、切碎,肉洗净,切小块,共入砂锅内,加调料、清水各适量。先用武火烧开后,转用文火炖至肉烂熟,连汤食用。

消疬散结、开胃通肠用芋头

芋头也叫芋艿、毛芋、芋奶等,性平,味甘,主要成分有蛋白质(1.75%～2.3%)、淀粉(69.6%～73.7%)、脂肪、钙、磷、维生素 B_1、维生素 B_2 等。芋头有消疬散结、开胃通肠的功效,主要用于无名肿毒、腹中结块、烫烧伤、银屑病、关节炎、肾炎、淋巴结核等。强身治病方法如下。

1. 慢性肾炎、胃痛　①毛芋头,洗净,切片,焙焦,研末,加红糖调匀。每次服 30 克,每日 2 次。②芋头 60 克,洗净,切碎块,加大米 100 克,水适量。共煮粥,拌红糖食用。

2. 痢疾　芋头 10～15 克,红糖适量,水煎服,每日 2 次。

3. 无名肿毒、筋骨痛、虫蛇伤　①将芋头洗净,用麻油在砂石上磨浆,涂患处。用食醋磨浆也可。②鲜芋头、鲜生姜各适量,洗净去皮,共捣烂外敷,每日换 2 次。

4. 腹中结块、无名肿毒　芋头洗净去皮,蘸白糖嚼细生食。每次 6～12 克,每日 3～4 次。不可多食。

补气健脾、消炎解毒用土豆

土豆也叫洋芋、山药蛋、洋番薯、马铃薯等,性平,味甘,主要成分有淀粉(18.5%)、糖、纤维素、氮物质、蛋白质、脂肪、钙、磷、铁、

维生素 B_1、维生素 C、烟酸等。土豆有补气、健脾、消炎、解毒的功效,主要用于脾胃不和、腮腺炎、烫伤、湿疹等。强身治病方法如下。

1. 脾胃不和　土豆 1～2 个,用草木灰烧熟(外皮焦黄)去皮热食。

2. 胃及十二指肠溃疡　鲜土豆洗净、捣烂,加适量冷开水,挤汁,加蜂蜜适量。早晚各服 1 茶杯,连服 1 个月。

3. 胃疼　土豆适量,洗净切片,开水烫一下立即捞出。冷开水浸之,再捞出,加姜、蒜汁适量,盐少许拌匀,做菜食用。

4. 习惯性便秘　土豆适量,洗净,捣烂挤汁,每日 3 次,每次半茶杯,饭前服。

健脾消滞、补肾壮阳用胡萝卜

胡萝卜也叫红萝卜、黄萝卜、丁香萝卜、金笋等,性平,味甘,主要成分有胡萝卜素、番茄烃、维生素 B_1、维生素 B_2、维生素 C、烟酸、钙、磷、铁、糖类及挥发油等。营养素较多,有小人参之称。还有一种降血糖、降血压物质,为糖尿病、高血压患者的理想食品。胡萝卜素还有益于视力及皮肤,亦称为抗衰老食品,并且有一定的防癌作用。胡萝卜有健脾消滞、宽中下气、补肾壮阳的功效,主要用于消化不良、脾胃虚弱、咳嗽、夜盲、久痢等。强身治病方法如下。

1. 麻疹、水痘　胡萝卜 120 克,芫荽 90 克,荸荠 60 克,共煮烂服用。

2. 麻疹　胡萝卜 60 克,荸荠 60 克,芫荽 30 克,水煎服。

3. 咳嗽　鲜胡萝卜生食,慢慢嚼下。

4. 百日咳　胡萝卜 120 克,大枣 12 枚,加水 3 碗,煎至 1 碗,随意分服,连服 10 余次。

补中益气、消炎止痛用南瓜

南瓜也叫麦瓜、北瓜等,性温,味甘,主要成分有瓜氨酸、精氨酸、天门冬素、胡芦巴碱、腺嘌呤、胡萝卜素、维生素 B_1、维生素 C、脂肪、葡萄糖、蔗糖及甘露醇等。南瓜有补中益气、消炎止痛、解毒杀虫的功效,主要用于肺痈、糖尿病、驱蛔虫、烫烧伤等。强身治病方法如下。

1. 肺脓肿 南瓜 500 克,牛肉 250 克,清炖后食用。可加六味地黄丸配合治疗。

2. 慢性支气管炎、支气管哮喘 ①南瓜 1 个(约 500 克),蜂蜜 60 克,冰糖 30 克。先在瓜顶端开一小口,挖出一部分瓤,将糖、蜜装入瓜内,封口,蒸 1 小时后取出,早晚 2 次吃完,连吃 5～7 天。②鲜南瓜(去皮)500 克,大枣(去核)15～20 枚,红糖适量,煮熟、煮烂后食用。

3. 糖尿病 南瓜做菜肴常食,有促进人体胰岛素分泌作用。或将南瓜焙干研粉,开水冲服,每次 6 克,每日 2～3 次。

4. 高血压、慢性肾炎、肝硬化 南瓜洗净切块,加糖适量,拌均匀,蒸食用。

补中益气、清肺平喘用金瓜

金瓜也叫鼎足瓜、桃南瓜、红南瓜、吊瓜等,性平,味微苦,主要成分有瓜氨酸、维生素 B_1、维生素 B_2、维生素 C、脂肪、糖类等。种子中含有南瓜子氨酸等。金瓜有补中益气、清肺平喘的功效,主要用于支气管哮喘。瓜子可驱虫。强身治病方法如下。

1. 支气管哮喘 ①金瓜一个,约 500 克,在瓜顶部五分之一处切一小口,取冰糖 45 克,蜂蜜 50 克,装入瓜内,封好口,蒸熟,趁热服用,睡觉前一次服完,每日 1 次,5 天后酌减,10 天为 1 个疗程。②金瓜 500 克,姜汁 50 毫升,饴糖适量。先将金瓜切小块,加饴糖煮烂,绞汁,去渣,再加姜汁,搅匀,每日 2～3 次,每次 5～10

毫升,温开水送下。

2. 蛔虫　金瓜子 50~100 克,生食。

收敛止泻、利胆散瘀用苋菜

苋菜也叫苋、刺苋、青香苋,性凉,味甘,主要成分有蛋白质、糖类、钙、磷、铁、维生素 B_2、维生素 C、胡萝卜素、烟酸等。以钙含量较多(0.2%)。苋菜有清热解毒、收敛止泻、利胆散淤、通血脉的功效,主要用于痢疾、黄疸、大小便不畅、助产等。强身治病方法如下。

1. 痢疾、肠炎　紫苋叶一把,洗净,水煎,去渣取汁,下米适量煮粥,空服。也可单用苋菜叶 100 克,水煎服。

2. 助产　苋菜 100 克,洗净,水煎,去渣,加红糖适量,临产时温服,易产。

3. 肺结核　红苋菜 250 克,鲫鱼 250 克,各处理干净后,一起清炖,常食。

4. 油漆过敏　苋菜 100~200 克,煎汤,温洗患处。

宣肺豁痰、利气开胃用芥菜

芥菜也叫辣菜、毛辣菜、雪里蕻等,性温,味辛,主要成分有蛋白质、糖类、胡萝卜素、维生素 B_2、维生素 C、烟酸等。芥菜有宣肺豁痰、利气开胃的功效,主要用于寒饮内盛、咳嗽痰壅、胸膈满闷等。强身治病方法如下。

1. 肾炎　芥菜 150 克(干品 60 克),文火水煎 25 分钟,打鲜鸡蛋 1 个,煮熟后放盐少许,连汤食用,每日 1 次,午饭前服,连续服用。也可用芥菜煎汤代茶常饮。

2. 风寒咳嗽、多痰　芥菜茎叶洗净切段,同大米适量,共煮粥食用。

3. 胸闷、咳嗽　嫩芥菜,开水烫后加油、盐、酒少许,拌做菜食。也可用芥菜捣汁服用,每次 50 毫升。

4. 漆疮瘙痒　芥菜煎汤洗之。

发汗透疹、消食下气用香菜

　　香菜也叫胡荽、芫荽、胡菜、香荽、莛荽、满天星等,性温,味辛。春、夏、秋均有鲜品,可阴干备用。主要成分为维生素 C、钙、钾、正癸醛、芳樟醇、甘露醇、黄酮类、挥发油、苹果酸钾等。香菜有发汗透疹、消食下气的功效,主要用于麻疹不透或发不快、食物积滞、小便不通、调味解毒等。强身治病方法如下。

　　1. 小儿痘疹不透　①香菜 100 克,切细,以酒 200 毫升,煎沸,装入容器中密封,待凉、去渣,从颈以下喷及全身或用脱脂棉蘸酒轻涂。也可单用香菜 50～100 克煎服。②香菜、荸荠、胡萝卜各适量,煎煮后连汤食用。

　　2. 小肠积热、小便不通　葵根 500 克,香菜 100 克,滑石 50克,水煎去渣,分 3 次温服。

　　3. 感冒　香菜 30 克,饴糖 15 克,用米汤半碗、糖蒸化后服用。

　　4. 胃寒痛　①香菜叶 1000 克,葡萄酒 500 毫升,将香菜浸入酒内,3 日后去叶,饮酒,痛时服 15 毫升。②香菜子 6 克,微炒,研细末,温开水冲服,每日 2 次。

温中壮阳、行气散血用韭菜

　　韭菜也叫起阳草、扁菜等,性温,味辛,主要成分有硫化物、苷类和苦叶质,还有蛋白质、糖类、钙、磷、钾、胡萝卜素、维生素 C、维生素 B_1、维生素 B_2、烟酸、粗纤维等。含钾较丰富,每 100 克中含380 毫克。韭菜有温中、壮阳、行气、散血、消炎、解毒的功效,主要用于胸痹、噎膈、反胃、呕血、鼻出血、尿血、痢疾、消渴、痔瘘、脱肛、跌打损伤、虫蝎螫伤、食积腹胀、赤白带下等。强身治病方法如下。

　　1. 阳虚肾冷、腰膝冷疼痛、遗精梦泄　①韭菜 250 克,胡桃肉(去皮)60 克,用香油炒熟,做菜每日食,服 1 个月。②韭菜根 60

克,水煎服。

2. **腰膝虚冷** 嫩韭菜 200 克,洗净切碎,大米适量,共煮粥食用。每日 1～2 次。

3. **中暑昏迷不醒** 韭菜捣汁,滴鼻。或取汁 1 杯灌下。

4. **急性胃肠炎** 韭菜连根 250 克,洗净捣汁,温开水冲服,每日 3 次。

平肝清热、明目降压用芹菜

芹菜也叫旱芹、香芹、药芹、胡芹菜,性凉,味甘、苦,主要成分有芹菜苷、佛手柑内酯、挥发油、有机酸、胡萝卜素、维生素 P、维生素 C、蛋白质、糖类、钙、磷、铁等。并含有一种降压物质,故有降压作用,高血压病人可常食。芹菜有平肝清热、祛风利湿、润肺止咳、明目降压的功效,并有降血脂、血糖作用,主要用于高血压、眩晕头痛、咳嗽痰喘、面红、目赤血淋、痈肿等。强身治病方法如下。

1. **高血压** ①鲜芹菜洗净,开水烫 1～2 分钟,捞出切寸段,加精盐、香油、醋适量,拌菜常食,烫菜水趁热浸泡双脚。②芹菜 500 克,水煎,加白糖适量,代茶常饮。

2. **高血压、血清胆固醇高** ①取鲜芹菜去根,用冷开水洗净,捣烂绞汁,加等量蜂蜜或糖浆。每次 40 毫升加温服,日服 3 次。②芹菜根 10 个,洗净捣烂,加大枣 10 枚,水煎,每日 2 次分服,15～20 天为 1 个疗程。③芹菜(连根)12 克,洗净切碎,大米适量。共煮粥,常食。

3. **糖尿病** 芹菜 500 克,洗净捣烂挤汁,每日 2 次分服,连续服用。也可用开水烫煮后,切段,加调料拌食。

4. **失眠** 芹菜根 90 克,酸枣仁 9 克,水煎服。

利湿清热、止血消炎用黄花菜

黄花菜也叫金针菜、野皮菜、萱草等,性凉,味甘,主要成分有蛋白质、糖类、灰分、胡萝卜素、烟酸、钙、磷、铁等。鲜品中含有一种有毒的秋水仙碱,吃时应先开水烫后,用清水浸泡再加工食用。黄花菜有利湿清热、宽胸解烦、消食、明目、止血、消炎的功效,主要用于尿赤、黄疸、胸膈烦热、痔疮便血、吐血、鼻出血、肺结核等。强身治病方法如下。

1. 忧愁不乐、痰气不清　黄花菜 50 克,桂枝 2.5 克,甘草 2.5 克,白芍 7.5 克,郁金 10 克,合欢花 10 克,贝母 10 克,茯神 10 克,柏仁 10 克,半夏 5 克,广皮 5 克,水煎服。

2. 感冒　黄花菜 30 克,红糖 30 克,水煎服。

3. 慢性肝炎　黄花菜 50 克,荸荠 150 克,糖适量,共煮熟后服用,每日 1～2 次,常食。

4. 黄疸　黄花菜 30 克,羊肉适量,同炖熟食用。

通便利水、止血活血用空心菜

空心菜亦叫无心菜、蕹菜、瓮菜等,性寒,味甘,主要成分有蛋白质、钙、磷、铁、胡萝卜素、维生素 B_2、维生素 C、烟酸等。在紫色蕹菜中含胰岛素样成分,糖尿病者可常食。空心菜有清热解毒、通便利水、止血活血的功效,主要用于鼻出血、便血、痔疮、便秘、淋浊、痈肿、跌打损伤、虫蛇咬伤等。强身治病方法如下。

1. 便血、血尿、淋浊　鲜空心菜洗净,捣烂取汁,蜂蜜适量调服,每次 30～50 毫升。

2. 鼻出血　鲜空心菜 100 克,红糖适量,共捣烂,加开水适量调服。

3. 肠胃湿热、粪便秘结　鲜空心菜洗净,切段炒食,或烧汤食用,每日 1～2 次。

4. 痔疮、脱肛　空心菜 1000 克,煮烂取汁,加白糖 120 克,共煎如饴糖状。每次 100 克,每日 2 次,早晚服。

益肝肾、利五脏用包心菜

包心菜亦叫洋白菜、卷心菜、莲花白、葵花白菜、蓝菜、西土兰、甘蓝等,性平,味甘,主要成分有葡萄糖、芸薹素、酚类物质、抗甲状腺物质及维生素 U 样物质,因此有治疗胃溃疡作用。还含有蛋白质、糖类、矿物质、维生素 C 和维生素 E 等。包心菜有益肝肾、利五脏、补骨髓、通络、健脑明目的功效,主要用于胃及十二指肠溃疡、神经衰弱。强身治病方法如下。

1. 胃及十二指肠球部溃疡　鲜包心菜,洗净捣烂取汁,饭前温服 200 毫升,每日 2 次,10 天为 1 个疗程。

2. 神经衰弱、补肾健脑　包心菜洗净切碎,加大米适量煮粥常食,也可做菜肴食用。

3. 高血压、冠心病　包心菜、白糖、醋各适量,盐少许,共做糖醋包心菜食用,配合药物治疗。

养血活血、敛阴润燥用菠菜

菠菜也叫菠棱、菠棱菜、赤根菜、波斯菜、鹦鹉菜、鼠根菜、角菜等,性凉,味甘,主要成分有蛋白质、糖类、粗纤维、钙、磷、铁、胡萝卜素及维生素 B_1、维生素 B_2、维生素 C、维生素 K、烟酸、草酸、芸香苷、叶酸、叶黄素、菠菜甾醇、菠叶素、菠菜皂苷 A 和菠菜皂苷 B。菠菜有养血、活血、止血、敛阴、通肠、润燥的功效,主要用于鼻出血、便血、坏血病、高血压、消渴引饮、小便不利、慢性便秘等。强身治病方法如下。

1. 老人久病、排便涩滞不通　用菠菜做菜或汤常食。

2. 习惯性便秘　鲜菠菜 500 克,洗净切段,猪血 250 克,切块,加适量调料煮汤食用,每日或隔日 1 次。

3. 鼻出血、便血　菠菜烹饪食之,每日服 200~500 克,3 日即可有效。

4. 糖尿病　鲜菠菜根 250 克,鸡内金 15 克,水煎服,每日 2~3 次。或共焙干,研为细末,每日 3 次,每次 15~20 克,米汤送下。

散血消肿、清热解毒用油菜

油菜也叫胡菜、寒菜、青菜、芸薹菜、红油菜等,性凉,味辛,主要成分有蛋白质、钙、磷、铁、胡萝卜素、烟酸、维生素 C、维生素 K和槲皮苷等。油菜有散血、消肿、清热解毒的功效,主要用于劳伤吐血、血痢、丹毒、热毒、痈疮、乳腺炎等。强身治病方法如下。

1. 劳伤吐血　油菜 1 棵(全株),水煎服。

2. 血痢不止、腹痛、心烦　油菜捣烂绞汁 100 毫升,蜂蜜 50克,拌匀加温服之。

3. 便秘、产后淤血　油菜 500 克,洗净,切段,大米适量。共煮粥食用。

4. 热疮水疱(带状疱疹)　油菜捣烂绞汁;芒硝、大黄、生铁锈各等份,共为细末,用油菜汁调和为稀糊,涂于患处,干即再涂。

清肺顺气、健胃补脾用油白菜

油白菜亦叫小白菜、菘菜、青菜等,性平,味甘,主要成分有蛋白质、脂肪、糖类、粗纤维、灰分、钙、磷、胡萝卜素、铁、维生素 C等。油白菜有解热除烦、利肠胃、消积食、清肺顺气的功效,主要用于肺热咳嗽、便秘、丹毒、漆疮、脾胃不和等。强身治病方法如下。

1. 消化道溃疡、慢性胃炎　油白菜洗净,绞汁,每次 30 毫升,加白糖温服。

2. 胃热、不思饮食　新鲜小油白菜洗净,去根开水烫煮后捞起,放凉拌香油、食醋、盐、姜汁各适量做菜食。

3. 糖尿病　油炒油白菜常食,配合药物治疗。

4. 肺热咳嗽、便秘　小油菜洗净,去根,用香油或猪油煎后热食,每次 100 克,每日 1～2 次,饭前食。

养胃利肠、宽胸除烦用白菜

白菜亦叫大白菜、黄芽菜、黄矮菜、结球白菜等,性平,味甘,主要成分有蛋白质、脂肪、糖类、粗纤维、灰分、钙、磷、铁、胡萝卜素、维生素C、烟酸等。白菜有养胃利肠、宽胸除烦、解酒消食、清热止咳的功效,主要用于感冒咳嗽、粪便秘结、小便不利、慢性胃病等。强身治病方法如下。

1. **伤风感冒** ①大白菜根3个,洗净去外老皮切片,大葱根7个、洗净。共煎汤,加白糖适量,趁热喝下,盖被出汗。②白菜心250克,白萝卜60克。水煎加红糖适量,吃菜喝汤,每日2～3次,连续食用。

2. **百日咳** 大白菜根2个,洗净,加冰糖30克,水煎服,每日2～3次。

3. **消化道溃疡** 白菜心洗净,捣烂绞汁,每饭前温服1杯。

4. **糖尿病** 大白菜洗净切段,豆腐渣等份,糯米面适量,共拌均匀,温火蒸熟食用。

补肾固精、强神健脑用核桃仁

核桃仁亦叫胡桃仁、胡桃肉等,性温,味甘,主要成分为脂肪油(40％～50％),内含亚油酸甘油酯、亚麻酸和油酸甘油酯等,又含蛋白质(15.4％)、糖类(10％)、钙、磷、铁、胡萝卜素、维生素 B_2 等,还有磷脂和锌、锰、铬等微量元素。胡桃仁有补肾固精、强筋壮骨、温肾定喘、润肠通便、强神健脑的功效,主要用于肾虚气喘咳嗽、腰腿酸痛、四肢无力、神经衰弱、阳痿遗精、小便频数、粪便干燥、尿频结石等。强身治病方法如下。

1. **尿道结石、肾虚腰痛** 核桃仁20克,用食油炸酥,加糖适量混合,研为乳剂或膏状。1～2天分次服完(小儿酌减),连续服用,至结石排出,症状消失为止。也可用核桃肉500克(捣烂),细末煮稀粥500克,相和顿服。

2. **肾气虚弱、腰背疼痛无力** 核桃(去皮膜)20个,大蒜(熬膏)120克,杜仲(去皮,姜汁浸)500克,共研细末,蒜膏为丸,梧桐子大,每次服30丸,空腹温酒下。妇女淡醋汤下。常服可壮筋骨、活血脉、乌须发、益颜色。

3. 益血补髓、强筋壮骨、明目润肤　柴胡、核桃仁各 120 克。先将柴胡粉碎为末，和胡桃仁共捣如泥，为丸如梧子大，每次服 20～30 丸，空腹、温酒、盐汤送下。

4. 肾虚耳鸣、遗精　①核桃仁 3 个，五味子 7 粒，蜂蜜适量。睡前嚼服。②核桃仁 30 克，猪肾 2 个切片，用食油炒熟，每晚睡前趁热吃，连用 3～5 天。

补肾强身、养胃健脾用栗子

栗子亦叫板栗、栗果、大栗，性温，味甘。主要成分有蛋白质、脂肪、糖类、淀粉、维生素 B_1、维生素 B_2、维生素 C、烟酸、钙、磷、铁等。栗子有养胃健脾、补肾强身、活血止血的功效，主要用于反胃、泄泻、腰腿无力、吐血、便血、鼻出血、外伤、痈肿等。强身治病方法如下。

1. 肾虚腰膝无力、小便频数　栗子风干，每日早晚嚼食 2～3 枚，再食猪肾粥更佳。

2. 小儿腿脚无力，三四岁不能行步　生栗 3～4 枚（去壳，捣烂），大枣 2～3 枚，同煮大米粥食用。并且每日生食 1～2 枚。

3. 病后体弱　干栗 30 克，捣研为末，煮熟加红糖适量，每日睡前服。

4. 筋骨肿痛、小儿疳疮、外伤　板栗去壳，捣烂如泥，敷于患处。

润肺和胃、祛痰止血用花生

花生亦叫落花生、长生果等，性平，味甘，主要成分为脂肪油（50%）、含氮物质（25%）、淀粉（15%）、纤维素（2%～5%）、无机物（3%）、维生素等。含氮物质除蛋白质外，还有氨基酸、卵磷脂、嘌呤和花生碱、甜菜碱、胆碱。维生素中含有维生素 B_1、泛酸、生物素、生育酚。花生有润肺、和胃、祛痰、止血的功效，主要用于燥咳、脚气、产妇奶少、慢性胃病、慢性肾炎、血小板减少性紫癜等。强身治病方法如下。

1. 秋季燥咳　花生适量(去嘴尖),煎汤加蜂蜜少许调服。

2. 久咳不止　花生仁 30 克,大枣 30 克,蜂蜜 30 克,水煎后连汤食用,每日 2 次。

3. 哮喘　花生仁 15 克,冰糖 15 克,霜桑叶 15 克,共煮至花生烂熟,去桑叶食用。

4. 胃及十二指肠溃疡　花生米 30 克,浸泡 30 分钟后捣烂,加牛奶 200 毫升,煮开放凉,加蜂蜜 30 毫升,每晚睡前服。

和胃、化痰用佛手

佛手亦叫五指柑、佛手柑等,性温,味辛、苦、酸,主要成分有柠檬油素、香叶木苷和橙皮苷。佛手有和胃、理气、化痰的功效,主要用于消化不良、胃痛、呕吐、痰饮咳嗽、肝炎胁痛等。强身治病方法如下。

1. 痰气咳嗽　佛手 10～15 克,水煎服。每日 2 次。也可用开水泡茶饮。

2. 胸闷气滞、消化不良、食欲缺乏、呕吐　佛手柑 10 克,粳米 50～100 克,冰糖少许。先将佛手煎煮后去渣取汤,再加粳米、冰糖、水适量,共煮粥喝。

3. 慢性胃炎、胃痛　鲜佛手 15 克(干品 6 克),开水冲泡,代茶饮。或佛手 6 克,延胡索 6 克,水煎服。

4. 肝炎胁痛　佛手 15 克,败酱草 30 克,白糖适量,水煎服,每日 2 次。

润燥、生津用甘蔗

甘蔗性寒,味甘,主要成分有蛋白质、蔗糖、钙、磷、铁和谷氨酸、丝氨酸、天门冬酸、赖氨酸等多种氨基酸,以及苹果酸、柠檬酸、琥珀酸等有机酸。甘蔗有清热、润燥、生津、下气的功效,主要用于心烦口渴、反胃呕吐、肺燥咳嗽、粪便干燥、小便不利、消化不良等。强身治病方法如下。

1. 口干发热、小便不利　青皮甘蔗去皮,嚼饮其汁。也可捣烂绞汁加姜汁适量服用。每日 2 次,每次 1 小杯。

2. 中暑发热、烦躁口渴　甘蔗汁、西瓜汁各适量。混合服用,冰镇后更佳。

3. 胃热口苦、食欲缺乏、便秘　甘蔗汁 50 毫升,蜂蜜 30 克,混合,每日早晚空腹服。

4. 慢性胃炎　甘蔗洗净,榨取蔗汁 30～60 毫升,鲜姜汁少许。混合均匀,每日早晚各饮 1 次。胃酸过多患者不宜使用。

杀虫破积、下气行水用槟榔

槟榔亦叫仁频、宾门、椰玉等,性温,味苦、辛,主要成分含生物碱(0.5％)、缩合鞣质(15％)、脂肪(14％)及槟榔红色素。生物碱主要为槟榔碱,其余为槟榔次碱、去甲槟榔次碱、去甲槟榔碱、槟榔副碱、高槟榔碱。槟榔有杀虫、破积、下气、行水的功效,主要用于虫积、食滞、脘腹胀痛、泻痢后重、水肿、大小便不通。强身治病方法如下。

1. 绦虫、钩虫、蛔虫、鞭虫病等　槟榔片 60～100 克,南瓜子 100 克,水煎,空腹服。

2. 心脾痛　高良姜、槟榔等份,各炒,研为末,米汤调下,每次 6～9 克。

3. 饮食积滞、腹痛厌食　槟榔 10 克,炒莱菔子 10 克,橘皮 1 块,白糖适量。先将槟榔捣碎,共煎煮,去渣,加白糖,代茶饮。

4. 大小便不通　槟榔 6～9 克,水煎服。

强精、定喘用白果

白果亦叫银杏、灵眼、佛指甲等,性平,味苦涩,有小毒,主要成分有蛋白质、脂肪、糖类、钙、磷、铁、胡萝卜素、维生素 C 及多种氨基酸、少量氰苷、赤霉素、银杏酸、银杏醇等。白果有敛肺气、定喘祛痰、缩小便、止带浊的功效，主要用于哮喘、多痰、白带、白浊、遗精、淋病、小便频数等。强身治病方法如下。

1. 遗精　白果 3 粒，酒水煮熟食用，连食 4～5 日。

2. 遗尿　炒白果仁，成人每次吃 8～10 个，5～10 岁儿童每次吃 5～7 个，每日 2 次，细嚼慢食。

3. 头眩晕　生白果 3 个，捣碎，开水冲服，每日 1 次，连服数日。

4. 肺结核　白果仁 100 粒，蜂蜜、香油各 200 克。白果捣烂，与蜂蜜、香油共熬成膏，每日 2 次，每次 1 汤匙，连用 1～2 个月。

平肝和胃、祛湿舒筋用木瓜

木瓜亦叫土木瓜、贴梗木瓜、光皮木瓜、海棠梨等。还有一种皱皮木瓜，亦叫宣木瓜、小木瓜，均通用。木瓜性温，味酸、涩，主要成分有皂苷、苹果酸、酒石酸、柠檬酸、维生素 C、黄酮类、鞣质等。木瓜有平肝和胃、祛湿舒筋的功效，主要用于湿痹痛、脚气、水肿、痢疾等。强身治病方法如下。

1. 风湿腰腿痛　木瓜 120 克，牛膝 60 克，桑寄生 60 克，白酒 500 毫升。浸泡药酒备用。每次服 15 毫升，每日 2 次。

2. 脚膝筋疼痛　木瓜 250 克，切碎，加水白酒各半，煮烂，研成糊状，贴痛处。

3. 吐泻、转筋　鲜木瓜 80 克，捣烂取汁，木香粉 5 克。用热酒调服。

4. 痢疾　木瓜、车前子、罂粟壳各等份，共研细末，每次服 10 克，每日 3 次，米汤调服。

解烦渴、利小便用甜瓜

甜瓜亦叫甘瓜、香瓜、果瓜、熟瓜，性寒，味甘，主要成分有球蛋白（2.68%）、糖类、有机酸、β-胡萝卜素、维生素 B、维生素 C 等。

甜瓜有清暑热、解烦渴、利小便的功效,主要用于暑热、排便不畅、小便不利、心烦口渴、口鼻生疮、四肢疼痛等。强身治病方法如下。

1. 烦热、口渴及大小便不利　甜瓜适量生食。

2. 传染性肝炎　5%甜瓜蒂浸出液,每日2次,饭后口服。或用瓜蒂粉适量,吸入鼻内,每日2次。

3. 食物中毒　甜瓜蒂0.5～1克,赤小豆3克,共研末,温开水送下,催吐。

4. 癫症、哭笑不语、痰盛　瓜蒂3克,赤小豆6克,共研细末,每日1次,每次服3克,温开水送下。不可常用。

滋补清暑、解渴生津用椰子汁

椰子汁亦叫椰子浆、树头酒、椰酒,性温,味甘,无毒,主要成分有葡萄糖、蔗糖、果糖、蛋白质、钙、磷、钾、铁、镁、维生素C等。椰子汁有滋补、清暑、解渴、生津、利尿、杀虫的功效,主要用于烦渴、暑热不舒、小便不利、水肿等。强身治病方法如下。

1. 口干烦渴、暑热不舒　椰子1个,破洞取原汁饮,冰镇后更佳。

2. 心脏病水肿　鲜椰汁适量口服,每日2～3次。

3. 姜片虫病　成人于早晨空腹服1/2个或1个椰子,先饮汁,后食肉,3小时后进食。

清热解暑、除烦止渴用西瓜

西瓜性寒,味甘,主要成分有瓜氨酸、丙氨酸、谷氨酸、精氨酸等多种氨基酸,还有葡萄糖、果糖、蔗糖、钙、磷、钾、铁、维生素C、胡萝卜素、番茄烃及醛类等。西瓜有利尿、清热解暑、除烦止渴的功效,主要用于暑热烦渴、口干舌燥、胃肠火盛、小便不利、喉炎、口疮、水肿、酒毒等。强身治病方法如下。

1. 烦渴舌燥、暑热伤神者　将成熟西瓜切开,取汁一碗慢饮,冰镇后饮用最佳。

2. 腹泻烦躁　将成熟西瓜切开,取大蒜 1～2 头,去皮,捣如泥状,放进西瓜瓤内,搅拌如稀泥,放半小时后去瓜子饮用。

3. 咽干喉痛　西瓜皮 30 克(干品),水 2 碗煎至 1 碗,每日 2 次分服,连服数日。

4. 慢性肾炎　西瓜皮 30 克,鲜茅根 30 克,水煎服,每日 2 次。

消热解暑、止泻利尿用菠萝

菠萝又名凤梨、黄梨,性平,味甘、酸、涩,主要成分有糖类、蛋白质、脂肪、粗纤维、钙、磷、铁、钾、锌、铜、维生素 A、维生素 C、烟酸等。因含有较丰富的菠萝朊酶,可帮助消化,并有利尿作用。肾炎、高血压病人可常食。菠萝有消热、解暑、止渴、消食、开胃、止泻、利尿的功效,主要用于防暑、解渴、消化不良、支气管炎、肾炎、肠炎、高血压等。强身治病方法如下。

1. 解热止渴消暑　菠萝 1 个,去皮捣烂,取汁,凉开水冲服,冰镇后饮用更佳。

2. 肾炎　菠萝肉 60 克,鲜茅根 30 克,水煎服,每日 2 次。

3. 消化不良、食欲不佳　菠萝 1 个,去皮捣汁,每次服 1 盅,或每次饭后生食 2～3 片。

4. 支气管炎　菠萝肉 120 克,鲜茅根 50 克,蜂蜜 30 克,水煎,2 次分服。

生津解渴、和胃消食用杨梅

杨梅亦叫朱红、杨果等,性温,味甘、酸,主要成分有葡萄糖、果糖、维生素 A、维生素 C、钙、磷、钾、柠檬酸、苹果酸、草酸、乳酸和蜡质等。杨梅有生津解渴、和胃消食的功效,主要用于止渴、痢疾、吐泻、腹痛、咽喉炎等。强身治病方法如下。

1. 痢疾、肠炎　杨梅烧存性,研末服用。也可用杨梅泡酒或水煎服。

2. 消渴防暑　食用鲜杨梅或将杨梅制作杨梅汤、杨梅汁服用。冰镇后服用最佳。

3. 胃肠胀满、胃痛　杨梅用食盐腌制备用,需用时取数颗,泡开水服。

4. 烧伤烫伤　杨梅烧存性,研末,调茶油或香油敷。

清肺利咽、生津解毒用青果

青果亦叫橄榄,性平、味甘、涩、酸,主要成分有蛋白质(1.2%)、脂肪(1.1%)、糖类(12%)、钙、磷、铁、钾、维生素 C、挥发油和香树脂醇等。青果有清肺、利咽、生津、解毒的功效,主要用于咽喉肿痛、烦渴、咳嗽、吐血、癫痫、解河豚毒及酒毒等。强身治病方法如下。

1. 菌痢　鲜青果 100 克,加水 200 毫升,放入砂锅内文火煎约 2 小时,使至 100 毫升,过滤。成人每日服 3 次,每次 30 毫升。小儿酌减。

2. 坏血病(维生素 C 缺乏症)　鲜青果 30 个,水煎服,每日 1剂,连服 3 周。

3. 烦渴、咳嗽　青果 10 枚,水煎加白糖适量温服。或饮橄榄汁 20～30 毫升。

4. 百日咳　青果 7 枚,冰糖适量,清水炖服,每日 3 次。

安神补血、壮阳益气用桂圆肉

桂圆肉亦叫龙眼肉,性温、味甘,主要成分有葡萄糖、蔗糖、酒石酸、蛋白质、钙、磷、铁、维生素 A、B 族维生素、维生素 C,核内含有脂肪和鞣质等。桂圆肉有滋补强壮、安神补血、益脾开胃、壮阳益气的功效,主要用于贫血、心悸、失眠、健忘、神经衰弱、虚劳羸弱等。强身治病方法如下。

1. 补脾开胃、助精神　桂圆肉不拘多少,白酒浸泡百日后服用,每日 1～2 小盅。

2. 脾虚泄泻　桂圆干 14 粒,生姜 3 片,水煎服,每日 2 次。

3. **呃逆** 桂圆干 7 粒,放火中烧炭存性,研为细末。分 4 次服,每日 2 次,米汤送下。

4. **神经衰弱** 每晚睡前喝桂圆茶或食用桂圆肉 5～10 枚。

生津益血、滋肝补脾用荔枝

荔枝性温,味甘、酸,主要成分有葡萄糖(66％)、蔗糖(5％)、蛋白质、脂肪、钙、磷、钾、维生素 C、维生素 A、B 族维生素、叶酸、柠檬酸、苹果酸、精氨酸、色氨酸等。荔枝有生津、益血、理气、止痛、滋肝、补脾、开胃、宁神的功效,主要用于烦渴、呃逆、胃痛、瘰疬、疔肿、牙痛、外伤出血、咽喉肿痛等。强身治病方法如下。

1. **呃逆不止** 荔枝 7 枚,连皮核烧存性,研末,米汤调下。

2. **胃脘痛** 荔枝核 6 克,木香 5 克,共为末。每次服 3 克,开水调服。

3. **痢疾腹痛** 荔枝核 1～2 克(烧灰),白酒送下。或用荔枝壳 10 克,石榴皮 10 克,甘草 10 克,枳实壳 10 克,捣碎,水煎服。

4. **腹泻** 荔枝干果 7 枚,大枣 5 枚,水煎服。

润肺止渴、止咳下气用枇杷

枇杷性凉,味甘、酸,主要成分有总氮、糖类、脂肪、蛋白质、维生素、果胶、鞣质、苹果酸、柠檬酸、钾、磷、钙及维生素 A、B 族维生素、维生素 C 等,糖类主要为葡萄糖、果糖、蔗糖等。枇杷有润肺、止渴、止咳、下气的功效,主要用于咳嗽、咯血、鼻出血、燥渴、呃逆等。强身治病方法如下。

1. **咳嗽多痰** 枇杷核 30 克(去外壳),晒干,捣碎,煎煮 10～15 分钟,去渣,加白糖适量,每日 2 次服用。

2. **支气管炎** 枇杷核 9 克,橘皮 6 克,甘草 6 克,水煎,早晚分服。

3. **胃中燥热、气逆呕吐** 枇杷捣汁生饮,每次 20～30 毫升。

4. **口干烦渴** 鲜枇杷 15 颗,生食。

益胃止呕、止咳行气用芒果

芒果性凉,味甘、酸,主要成分有蛋白质、糖、粗纤维、维生素C、胡萝卜素、芒果酮酸等。芒果干中含柠檬酸、酒石酸、葡萄糖等。芒果有益胃止呕、止咳行气、解渴利尿的功效,主要用于妇女经脉不通、口渴烦躁、小便不畅等。强身治病方法如下。

1. 口渴烦躁、咳嗽、小便不利　芒果干用开水浸泡后代茶饮。也可生食。

2. 慢性咽喉炎、声哑　芒果1~2个,煎水代茶饮。

3. 晕船、晕车、呕吐　芒果干嚼食。或用芒果煎汤加蜂蜜适量饮服。

4. 食欲缺乏、坏血病　每日生食成熟芒果3~6个,饭后食,连服数日。

开胃顺气、消食解酒用柚子

柚子亦叫文旦、气柑、雷柚等,性寒,味甘、酸,主要成分有柚皮苷、枳属苷、新橙皮苷、糖类、B族维生素、维生素C、胡萝卜素、钾、磷等。柚有开胃、顺气、消食、解酒毒的功效,主要用于胃肠胀气、食欲不佳、妊娠口淡少食、痰气咳嗽、糖尿病等。强身治病方法如下。

1. 胃肠气满、食欲不佳、妊娠口淡少食　将柚去皮,生食或捣烂绞汁饮。糖尿病患者可试用。

2. 寒冷腹痛　柚皮(去白)70克,茶芎140克,青藤香70克,共捣为末。每次服10克,红糖、醪糟对服。

3. 痰气咳嗽　柚子去皮除核,切片放入酒内浸泡一夜,煮烂,拌蜂蜜,时时含咽。

4. 老年咳嗽气喘　柚子1只,蒸鸡食用或取柚子皮,用开水泡茶饮。

生津止渴、醒酒利尿用柑

柑亦叫金实、木奴等,性凉,味甘、酸,主要成分有橙皮苷、川陈皮素、糖类、维生素 A、维生素 C 及钙、磷、钾、锌、烟酸等。柑有生津止渴、醒酒利尿、开胃顺气、清热除烦的功效,主要用于胃火旺盛、不思饮食、胸闷心烦等。强身治病方法如下。

1. 胃火旺盛、不思饮食 每日生食 3～5 枚,或剥皮去子,绞汁饮之。

2. 胸闷心烦、解酒消渴 柑去皮,配白木耳、冰糖,煮汤服用。

3. 醒酒 柑子皮(去瓤),焙干为末,入盐少许,开水调服。

开胃理气、止渴润肺用橘

橘也叫黄橘、蜜橘,种类较多,性凉,味甘、酸,主要成分有维生素 A、B 族维生素、维生素 C、胡萝卜素、钙、磷、钾、锌、葡萄糖等。橘有开胃理气、止渴润肺的功效。主要用于胸膈结气、呕逆、消渴、脾胃不和、醒酒等。强身治病方法如下。

1. 消渴、开胃、除胸中膈气 ①橘子 3～5 个,火烤至皮微焦,去皮食肉。②每次饭后生食 1 个橘子。

2. 受寒胃痛 橘络 3 克,生姜 6 克,水煎后加红糖适量,趁热喝。

3. 慢性胃炎 干橘皮 30 克,炒后研末,每次服 6 克,每日 3 次,饭前开水冲服。

4. 胃寒呕吐 橘皮 200 克,生姜 50 克,川椒 10 克,水煎服。

清热润肠、解毒降压用香蕉

香蕉亦叫甘蕉、牙蕉、蕉子、蕉果等,性寒,味甘,主要成分有蛋白质、淀粉、脂肪、糖类、铁、钙、磷、钾、锌、维生素 A、维生素 C、维生素 E、果胶、叶酸等。香蕉有清热、润肠、解毒的功效,主要用于热病烦渴、便秘、痔疮出血、高血压等。强身治病方法如下。

1. **粪便干结、便秘**　香蕉去皮切段,冰糖、水各适量,共清炖或蒸熟食用,每日 1～2 次。也可饭后生食香蕉 1～2 个,或每晚睡觉前食香蕉 3～5 个。

2. **高血压**　①香蕉,每次饭后吃 1～2 个,连续食用。②香蕉皮 30～60 克,水煎服,每日 2 次。

3. **胃溃疡**　青香蕉去皮干燥后研为细末。每次饭后服 5～10 克。

4. **白喉**　香蕉皮 60 克,水煎服,每日 3 次。

健脾润肠、消肿解毒用无花果

无花果性平、味甘,主要成分有葡萄糖、果糖、蔗糖、钙、磷、钾、柠檬酸、苹果酸、维生素 C、叶酸和少量延胡索酸、琥珀酸、草酸等。营养丰富,被誉为"水果皇后"。未成熟果实中含抗肿瘤成分。无花果有补气血、祛风湿、止血、下乳、健胃润肠、消肿解毒的功效,主要用于肠炎、痢疾、便秘、痔疮、咳嗽、咽炎、食欲缺乏、肺结核、肝炎、乳汁不足、筋骨疼痛等。强身治病方法如下。

1. **肺热喉炎**　无花果(干品)25 克,冰糖适量。水煎服,每日 2～3 次。

2. **咳嗽无痰**　鲜熟无花果 50～100 克(去皮或洗净),葡萄干适量,大米 20～50 克,共蒸糕或煮粥食用。每日早、晚各 1 次。

3. **咽炎**　无花果鲜品,去皮,用水煮烂,加冰糖或白糖适量,调成膏状含服。

4. **支气管哮喘**　鲜熟无花果洗净,连皮捣烂,取汁半杯,温开水冲服。可常服。

消食健胃、散瘀驱虫用山楂

山楂亦叫山里红果、红果子、棠棣子、映山红果等,性微温,味酸、甘,主要成分有山楂酸、酒石酸、柠檬酸、黄酮类、糖类、苷类、维生素 C、蛋白质和钙等。其中钙的含量每 100 克山楂含 85 毫克,在水果中为最多。对缺钙儿童是一种良好的食品。山楂有消食、健胃、散瘀、驱虫、止泻、降压、顺气止痛的功效,主要用于泻痢、腰痛、小儿乳食停滞、睡眠不安、夜间多汗、肌肉松弛及冻伤、高血压、冠心病、胆囊炎等。常食山楂,有助于防治癌症。强身治病方法如下。

1. 消化不良、食滞腹痛　①山楂(干品)50克,煎汤饮。也可用鲜品200克,煮熟,吃肉喝汤。每日3次,饭后服。②生山楂、炒麦芽各10克,水煎服。③山楂16克,橘皮9克,生姜3片,水煎分2次服。

2. 吃肉伤食　用山楂片或山楂糕嚼食。或用山楂(干品)20～80克,煎汤饮。

3. 小儿缺钙　常生食或熟食。也可吃山楂饼,冲山楂粉喝。

4. 绦虫病　鲜山楂1000克(干品250克),洗净去核,下午3时开始零食,晚10时吃完,晚饭禁食。次日晨用槟榔100克,加水煎至1茶杯,一次服完,卧床休息。有便意时尽量坚持一段时间再排便。小儿酌减。

养血补肝、滋肾强身用大枣

大枣亦叫红枣、干枣、美枣、良枣等,性温,味甘,主要成分有蛋白质(3.3%)、糖类(73%)、维生素C、有机酸及黏液质、维生素A、维生素 B_2、钙、磷、钾等。其中维生素C在水果中含量较高,每100克大枣(鲜)中含量为380～600毫克,比苹果还要多出100倍,素有"活维生素C丸"之称。大枣有补脾胃、安心神、养血补肝、滋肾强身、益气生津、润肺止咳、调营卫、解药毒的功效,主要用于胃虚食少、脾弱便溏、营卫不和、心悸胸闷、肾虚肝燥、气血不足等。强身治病方法如下。

1. 补气强身、病后食欲缺乏、四肢无力、脾虚泄泻　大枣10枚,人参5克(或党参15克),煎汤服用。

2. 虚劳烦闷、失眠　大枣20枚,葱白80克,水3000毫升,煎至三分之一,去渣,顿服。

3. 表虚自汗 大枣 10 个,乌梅肉 9 克,桑叶 12 克,浮小麦 15 克,水煎服。

4. 头晕、头痛 大枣、冬青树枝各适量,共煮早晚随意食用。

壮腰强肾、除烦止渴用葡萄

葡萄亦叫草龙珠、山葫芦,性平,味酸、甘,主要含葡萄糖、果糖、少量蔗糖、木糖、酒石酸、柠檬酸、苹果酸、某些花色素的葡萄糖苷、蛋白质、钙、磷、钾、胡萝卜素、维生素 C、烟酸等。葡萄有补气血、健脾胃、强筋骨、除烦渴、利小便的功效,主要用于气血虚弱、肺虚咳嗽、心悸盗汗、风湿痹痛、淋病、水肿。常食可开胃口、增食欲、益气健身,常视为滋养品。强身治病方法如下。

1. 壮腰强肾 葡萄 3 克,人参 3 克,白酒浸泡 24 小时,常饮。

2. 除烦止渴 葡萄汁以砂锅熬稠,入熟蜜少许,拌匀装瓶备用,需要时取适量,开水冲服。

3. 咽干舌燥 鲜葡萄 500 克,挤汁,砂锅熬稠,加蜂蜜适量,每次服 20 毫升。

4. 小便短赤、尿中带血 鲜葡萄 150 克,鲜藕 250 克,共捣烂挤汁,加适量蜂蜜,温开水送服。

益气健脾、祛风湿用樱桃

樱桃亦叫含桃、荆桃、朱樱、朱果、樱珠、家樱桃,性温、味甘,主要成分含铁较高,在水果中占首位,每 100 克樱桃含 5.9 毫克,还有糖类、钙、磷、钾、维生素 A、维生素 C 等。樱桃有益气、祛风湿的功效,主要用于脾虚、风湿腰腿痛、冻伤、烧伤、烫伤、透疹等。强身治病方法如下。

1. 健脾和胃 樱桃(去核)250 克,薏苡仁 100 克,煮粥服,连服 3 日。

2. 口干烦渴 鲜樱桃生食,每次 100～200 克。

3. 风湿腰腿痛　樱桃(去核)300克,浸白酒500毫升,连服半月,每日服30~50毫升。

4. 咽喉肿痛　鲜樱桃汁,每次25毫升,每日2次。

清热除烦、生津健脾用柿子

柿子亦叫米古、猴枣,性寒,味甘、涩,主要成分有蔗糖、葡萄糖、果糖、瓜氨酸、花白苷、碘、维生素C等。柿子有清热除烦、润肺化痰、开胃止渴、生津健脾的功效,主要用于治热渴、咳嗽、咯血、口疮、痢疾、肠炎、高血压等。强身治病方法如下。

1. 胃热口干、肺燥咳嗽　生食熟软柿子。也可将软柿子用开水烫后去皮,搅烂,加面、糖适量和匀,做成小圆饼,用油煎熟食用。

2. 地方性甲状腺肿大　未成熟柿捣烂取汁,糖水冲敷;或将未成熟柿(黄色),用温水恒温浸泡一夜,去涩味食用。

3. 解桐油毒　柿子或柿饼2~3个,一次吃下。

4. 呃逆　①柿蒂9克,水煎服。或烧存性,研末,白酒调服。②柿蒂3~5个,刀豆子15~20克,水煎服。

清肝涤热、利水化瘀用李子

李子亦叫李实、嘉应子,性平,味甘、酸,主要成分有糖类、钙、磷、钾、维生素A、维生素C、天门冬素及多种氨基酸等。李子有清肝、清心涤热、生津消渴、利水化瘀的功效,主要用于虚劳骨蒸、消渴、腹水、清火解毒等。强身治病方法如下。

1. 肺喘咳嗽　骨蒸劳热、消渴:鲜李子去核捣碎,绞汁冷饮。冰镇后冷饮最佳。

2. 肝肿腹水、小便不利　鲜李子去核、皮,生食。

和脾开胃、润肺止喘用苹果

苹果亦叫频婆、平波、超凡子、天然子等,性凉,味甘、酸,主要成分有糖类、苹果酸、柠檬酸、酒石酸、鞣酸、果胶、钙、钾、锌、磷、维生素 A、维生素 C、烟酸等,苹果有补心益气、生津止渴、和脾开胃、润肺止喘、安神除烦、解暑醒酒的功效,主要用于轻度腹泻或粪便干燥、气喘、胃炎、高血压等。强身治病方法如下。

1. 粪便干结　每日早晚空腹吃苹果 1~2 个。

2. 支气管哮喘　苹果 1 个,巴豆 1 个。将苹果挖一洞,巴豆去皮放入苹果内,蒸半小时,冷后取出巴豆,吃苹果饮汁,每次 1 个,每日 1~2 次。

3. 慢性胃炎、消化不良　每日饭后吃 1 个苹果。

4. 高血压　①苹果,洗净,榨汁。每日 3 次,每次 100 克,10 天为 1 个疗程。②苹果,每日 3 次,每次 250 克,连续食用。

生津润燥、清热化痰用梨

梨亦叫快果、果宗、玉乳等,性凉,味甘、酸,主要成分有苹果酸、柠檬酸、果糖、葡萄糖、蔗糖、钙、磷、钾、维生素 C 等。梨有生津、润燥、清热、化痰的功效,主要用于治热病伤津烦渴、消渴、热咳、便秘。强身治病方法如下。

1. 小儿风热、昏懵躁闷、不思饮食　梨 3 枚,切为片,加粳米 50 克,水 1500 毫升,煮粥食之。

2. 清热止渴　雪梨 200 克,去皮、核,切片,放入凉开水内,加冰糖少许,搅匀,浸泡 4 小时服用。冰镇后更佳。

3. 清痰止咳　①梨捣汁或熬膏,加姜汁、白蜜少许,温水冲服。②大梨 1 个,蜂蜜 60 克。将梨挖一洞,去核,入蜜,放碗内入笼蒸熟食。每日 1~2 次。③大梨 1 个,贝母 2 克。将梨挖洞,去核,放入贝母,放碗内隔水蒸 1 小时,吃梨喝汤。④雪梨、白萝卜、生姜各适量,切片水煎代茶饮。

4. 麻疹咳嗽　梨 1 个,瓜蒌皮(焙焦为末)1 个。将梨挖洞去核,入瓜蒌末,用面团包住,烧熟。每日 2 次分食,2 岁以下小孩两天吃 1 个。

平喘祛痰、敛肺消积用桃

桃即桃子,亦叫桃果、山桃、毛桃、白桃等,性温,味甘、酸,主要成分有蛋白质、脂肪、糖类、纤维素、钙、磷、铁、钾、锌、维生素 A、维生素 C、烟酸等,还有挥发油、苹果酸、柠檬酸,糖类中主要有葡萄糖、果糖、蔗糖和木糖。因营养丰富,美味可口,老幼皆宜,人们常叫寿桃、仙桃,意思是吃桃宜寿。桃有生津、润肠、活血、降压、平喘祛痰、敛肺、消积的功效,主要用于粪便干结、月经不调、虚劳喘咳、口干舌燥、高血压等。强身治病方法如下。

1. 月经不调、虚劳喘咳 鲜桃用开水烫后去皮、核,捣如泥状,加红糖适量,开水冲食。

2. 粪便干结、口干舌燥、高血压 鲜桃洗净生食,或用桃干煮水喝。

3. 肺虚、气短、咳喘、盗汗 鲜熟大桃 1 个,洗净去核捣烂,取大米 50 克,煮粥或蒸糕,加白糖早晚食用。

4. 水肿 生食鲜桃,每日 2～3 次,每次 1～2 个。

破血行瘀、止咳平喘用桃仁

桃仁为蔷薇科植物桃或山桃的种子,性平,味甘、苦,主要成分有苦杏仁苷(3.6％)、苦杏仁酶、脂肪油(45％)、三酰甘油和亚油酸,还有蛋白质、维生素 C 等。苦杏仁苷水解后生成氢氰酸,有毒。桃仁有破血行淤、润燥滑肠、止咳平喘、通脉止痛的功效,主要用于闭经、风痹、疟疾、跌打损伤、淤血肿痛、血燥便秘、支气管哮喘等。强身治病方法如下。

1. 月经不通、胸心烦躁 桃仁(焙)、红花、当归(焙)、怀牛膝各等份,共为研末,温酒调服,每次 10 克,空腹服。

2. 产后血闭 桃仁(去皮、尖)20 枚,藕 1 块,水煎服,每日1～2 次。

3. 产后恶露不净 桃仁 10 克,当归 10 克,砂糖(炒炭)10 克,赤芍 5 克,桂心 5 克,水煎温服,每日 1～2 次。

4. 咳嗽、气喘、胸膈痞满　桃仁(去皮、尖)20 克,水 1000 毫升,研汁,粳米 100 克,共煮粥食。

生津解热、利水解毒用阳桃

阳桃亦叫羊桃、五敛子、三棱子等,性寒,味甘、酸,主要成分有蔗糖、葡萄糖、果糖、草酸、柠檬酸、苹果酸、维生素 C 等。阳桃有生津、解热、利水、解毒的功效,主要用于风热咳嗽、烦渴、口疮、牙痛等。强身治病方法如下。

1. 风热咳嗽、咽喉痛　日食鲜阳桃 3～5 枚,分次食用。

2. 防暑、消渴　阳桃 5 枚,捣烂取汁,加白糖适量,开水冲服。冰镇后饮用更佳。

3. 口疮、牙痛　阳桃捣烂煎煮。冷饮或漱口。

4. 骨节风痛、小便热涩　鲜阳桃切碎捣烂,凉开水冲服。每日 2～3 次,每次 2～3 个。

解热健胃、止渴通淋用猕猴桃

猕猴桃亦叫藤梨、白毛桃、猕猴梨、毛叶猕猴桃、猴子梨、野梨、山洋桃、狐狸桃,性寒,味甘、酸,主要成分有糖(11％)、蛋白质(1.6％)、类脂(0.3％)、维生素 C、维生素 B_1、硫、磷、氯、钠、钾、镁、铁、钙、类胡萝卜素和猕猴桃碱。猕猴桃具有解热、健胃、止渴、通淋的功效,主要用于烦热消渴、黄疸、石淋、痔疮、消化不良、食欲缺乏、呕吐等。强身治病方法如下。

1. 食欲缺乏、消化不良　猕猴桃干果 60 克,水煎服。

2. 止消渴、去烦热　猕猴桃(去皮)2 枚,加蜂蜜 20 毫升,冲水饮。

3. 麻风病　猕猴桃 200 克,鹿蹄草 50 克,菖草 50 克,牯岭勾儿茶 50 克,天葵子 25 克,水煎服,每日 1 剂。

润肺定喘、生津止渴用杏

杏亦叫杏实、甜梅,性温,味酸、甘,主要成分有柠檬酸、苹果酸、胡萝卜素、糖类、钙、磷、钾、锌、铁、维生素 A、维生素 C 等。杏有润肺定喘、生津止渴的功效,主要用于解暑瘟及老年慢性支气管炎咳嗽、多痰、习惯性便秘等。强身治病方法如下。

1. 防暑瘟　鲜杏或杏干 3～5 枚,水煎温服;或煮烂,去皮、核,加冰糖搅为糊状,冰糖食用。

2. 肺燥、气喘、咳嗽　鲜杏或杏干 5 枚,大枣 5 枚,大米适量,共煮粥食用。

3. 老年慢性支气管炎、习惯性便秘　杏干 2～3 枚,开水冲泡,代茶常饮。

止咳祛痰、润肺平喘用杏仁

杏仁即蔷薇科植物杏或山杏的干燥种子,性温,味苦,有毒。在沸水中经过煮沸,浸泡去苦味后可食用。有一种甜杏仁,可直接食用。杏仁主要成分有苦杏仁苷、杏仁油、蛋白质、钙、磷、铁及维生素 C 等。杏仁有止咳祛痰、润肺平喘、消食利肠的功效,主要用于外感咳嗽、气喘、便秘、口鼻生疮等。强身治病方法如下。

1. 肺喘咳嗽　杏仁(去皮尖、微炒)20 克,核桃肉(去皮)20克,捣烂如泥,加生蜜少许,研为膏状,共做 10 丸。每晚入睡前服1 丸。生姜汤嚼下。

2. 老年慢性支气管炎　苦杏仁研碎,与等量冰糖混匀,制成杏仁糖,每日早晚各服 9 克,10 天为 1 个疗程;或用杏仁 50 克捣烂与大米煮粥食用。

3. 哮喘　杏仁 15 克,麻黄 30 克,豆腐 125 克,共煮 1 小时,去药渣,吃豆腐喝汤,早晚分食。

4. 伤风咳嗽　杏仁 9 克,生姜 3 片,白萝卜 100 克,水煎服。